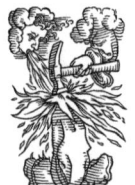

Hans-Ulrich Iselin (Hg.)

Ein Jahrhundert Unfallchirurgie

Von der Kriegschirurgie zur modernen
Traumatologie, Orthopädie und Unfallmedizin

Schwabe Verlag

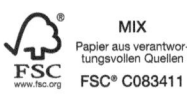
MIX
Papier aus verantwortungsvollen Quellen
FSC® C083411

Bibliografische Information der Deutschen Nationalbibliothek
Die Deutsche Nationalbibliothek verzeichnet diese Publikation in der Deutschen Nationalbibliografie; detaillierte bibliografische Daten sind im Internet über http://dnb.dnb.de abrufbar.

© 2023 Schwabe Verlag, Schwabe Verlagsgruppe AG, Basel, Schweiz
Dieses Werk ist urheberrechtlich geschützt. Das Werk einschliesslich seiner Teile darf ohne schriftliche Genehmigung des Verlages in keiner Form reproduziert oder elektronisch verarbeitet, vervielfältigt, zugänglich gemacht oder verbreitet werden.
Abbildung Umschlag: Vorne: Extensionsbehandlung aus: Hans Iselin, Die Wundbehandlung im Reservelazarett. Bruns' Beiträge zur klinischen Chirurgie. Bd. 106, Heft 2, 1917; Rückseite: Knie-Osteotomie-Technik, © Werner Müller, Riehen.
Cover: icona basel gmbh, Basel
Layout: icona basel gmbh, Basel
Satz: 3w+p, Rimpar
Druck: CPI books GmbH, Leck
Printed in Germany
ISBN Printausgabe 978-3-7965-4793-5
ISBN eBook (PDF) 978-3-7965-4796-6
DOI 10.24894/978-3-7965-4796-6
Das eBook ist seitenidentisch mit der gedruckten Ausgabe und erlaubt Volltextsuche. Zudem sind Inhaltsverzeichnis und Überschriften verlinkt.

rights@schwabe.ch
www.schwabe.ch

Inhalt

Einleitung 7

Programm des Symposiums vom 19. Januar 2018 11

Marion Schmidt-Kumke: Szenische Lesung mit Doris Wolters
& Christian Heller 17

Hans-Ulrich Iselin: Kriegschirurgie – Unfallchirurgie – Unfallmedizin.
Eine Geschichte in Fragmenten 31

Werner Müller: Historische Fragmente aus Traumatologie und
Orthopädie. Vom Krüppelarzt zum Sport-Traumatologen 45

Christian Ludwig: Geschichte der Suva-Medizin 61

Walter Dick: Lorenz Böhlers Konzept der Knochenbruchbehandlung
am Beispiel der Wirbelverletzungen. Mit einem Dokumentarfilm aus
dem Jahr 1934 65

Norbert P. Südkamp: Offene Frakturen in der Geschichte 67

Nikolaus Renner: 60 Jahre AO Foundation. 60 YEARS transforming
surgery, changing lives 75

Werner Zimmerli: Die Kehrseite der Medaille. Implantat-assoziierte
Infektionen 85

Marion Schmidt-Kumke: Szenische Lesung Teil 2 91

Marcel Jakob: Innovationen in der Unfallchirurgie 95

Pietro Regazzoni: Intra-operative Bilddokumentation in der Chirurgie
und Notwendigkeit von Kompetenzzentren 99

Beat Hintermann: Die Bedeutung der klinischen Untersuchung
im Zeitalter apparativer Diagnostik 107

Dominik Heim: 10 Minuten für 100 Jahre. Die Geschichte der
Schweizerischen Gesellschaft für Unfallmedizin und Berufskrankheiten   113

Josef Brandenberg: Unfallchirurgie – Zukunftsstrategien.
Beitrag der FMCH   121

Anhang   125

Einleitung

Wenn Professor Werner Müller am 28. Januar 2023 seinen 90. Geburtstag feiern kann, ist dies auch ein Anlass, um seinen Beitrag zur Entwicklung der Unfallchirurgie im 20. Jahrhundert zu feiern.

Geboren in der Zeit zwischen zwei Weltkriegen, war er zwar zu jung, um den Ersten Weltkrieg erlebt zu haben, aber alt genug, um als Jugendlicher in Basel trotz der äusserlichen Verschontheit der Schweiz Anteil zu nehmen an den Schrecken, die der neuerliche innereuropäische Konflikt rundherum verbreitet hatte.

Sein Medizinstudium fiel in die Zeit des Aufbruchs nach der Katastrophe. Von besonderem Interesse für Werner Müller war von Anfang an die Behandlung von Verletzungen des Bewegungsapparates. An den schweizerischen medizinischen Fakultäten hatte ein 1917 neu eingeführtes Prüfungsfach, die Unfallmedizin, in unterschiedlicher Weise die Basis für eine ganzheitliche Betrachtung von Prävention, Heilbehandlung und Rehabilitation von Verletzungen des Bewegungsapparates gelegt; je nachdem, welcher Disziplin Unterricht und Forschung in diesem Bereich anvertraut worden war. Während in Zürich die Unfallmedizin in der Verantwortung der Rechtsmedizin lag, hatten in Basel bereits vor der Jahrhundertwende Chirurgen sich aus privater Initiative des Themas Unfallmedizin angenommen und freiwillige Kurse dazu abgehalten. Als Erster Hermann Ludwig Gelpke, gefolgt von Karl Sebastian Haegler. 1917 wurde der Lehrauftrag dann an Hans Iselin (1878–1953) erteilt, der ein Institut für Unfallmedizin gründete und das Fach bis 1948 vertrat. Diese drei Pioniere hatten alle im Ersten Weltkrieg kriegschirurgische Erfahrungen gesammelt und ihr Denkansatz war geprägt vom Willen, theoretisches Wissen und Praxis der Unfallchirurgie mit den rechtlichen Voraussetzungen, unter denen diese arbeitete, zu bündeln.

Bei der Vorbereitung einer Jubiläumveranstaltung zum 100-Jahr-Jubiläum der Schweizerischen Unfallversicherungsgesellschaft Suva tauchten interessante Dokumente aus der Anfangszeit der Unfallmedizin in Form einer handschriftlichen Transkription der ersten Vorlesung in Unfallmedizin 1917/18 auf. Verfasst hatte sie Martha Herzog (1891–1963), welche nach dem Abschluss ihres Medizinstudiums lange Jahre erfolgreich in Basel Innere Medizin praktiziert hat. Dank dieser Transkription konnten Inhalt und Umfang des Lehrstoffs Unfallmedizin, wie er an der Universität Basel im Jahr 1917 gelehrt worden war, rekonstruiert werden.

Dank des fast gleichzeitig aufgetauchten Typoskripts derselben Vorlesung aus dem Jahr 1943/44 war auch die Entwicklung des Fachs über ein Vierteljahrhundert nachvollziehbar.

Werner Müller war von der Idee, eine Gesamtschau der historischen Entwicklung von Unfallchirurgie, Orthopädie und Unfallmedizin im Verlauf eines Jahrhunderts zu erstellen, von Anfang an begeistert und gab als Doyen dem Organisationskomitee entscheidende Gestaltungsimpulse. So gelang es, eine grosse Zahl von Referenten zu gewinnen, deren Beiträge Vorgeschichte, Verlauf und Resultate der Unfallchirurgie über 100 Jahre in einer grossen Bandbreite kritisch durchleuchten und darstellen.

Das hier vorgelegte Florilegium aus den verschiedenen Beiträgen, in Form von Abstracts, Auszügen, vor allem aber auch Bildmaterial, ist in erster Linie als Dank an Werner Müller für seinen Einsatz für das Zustandekommen des Symposiums und für seinen persönlichen Beitrag gedacht; es richtet sich aber auch an ein weiteres, an der Thematik interessiertes Publikum.

Dank

Der Herausgeber ist den damaligen Referenten zu tiefem Dank verpflichtet für ihre Bereitschaft, die Referate von 2018 für den vorliegenden Sammelband zur Verfügung zu stellen, und diese für die Publikation zu überarbeiten und gegebenenfalls zu aktualisieren. Ohne die Begeisterung von Prof. Niklaus Friederich für das Publikations-Projekt wäre dieses nie zustande gekommen. Ein besonderer Dank geht an Herrm Prof. Andreas Müller für die grosszügige Unterstützung der Finanzierung durch die Klinik für Orthopädie und Traumatologie am Universitätsspital Basel.

Ein besonderer Dank gebührt schliesslich der Verlagsleiterin des Schwabe Verlags, Susanne Franzkeit, und der Projektmanagerin Jelena Petrovic, für die Begeisterung und die Umsicht, mit der sie den Herausgeber durch die Stromschnellen der Edition gelotst haben. Last but not least ein herzliches Dankeschön an Frau Constanze Lehmann für ihre sorgfältige Korrektur und die wertvollen Anregungen zur Optimierung der Texte.

Programm des Symposiums vom 19. Januar 2018

Das Symposium wurde in zwei Sitzungen durchgeführt. Die erste, unter dem Vorsitz von Prof. Fritz Hefti, galt der Geschichte:

Historische Fragmente aus Unfallmedizin, Unfallchirurgie und Orthopädie	H. U. Iselin und W. Müller
Geschichte der SUVA-Medizin	Ch. A. Ludwig
Lorenz Böhlers Strategie für Wirbelsäulen-Verletzungen	W. Dick
Offene Frakturen in der Geschichte der Unfallchirurgie	N. Südkamp
60 Jahre AO – von der bahnbrechenden Schweizer Innovation zum globalen Gold Standard	N. Renner
Die Kehrseite der Medaille: Implantat-assoziierte Infektionen	W. Zimmerli

In der zweiten Sitzung, unter dem Vorsitz von Prof. Pietro Regazzoni, wurden Gegenwart und Zukunft thematisiert:

Innovation in der Traumatologie	M. Jakob
Notwendige Zentralisierung: Zusammenhang von Fallzahlen und Resultaten	P. Regazzoni*
Bedeutung der klinischen Untersuchung im Zeitalter apparativer Diagnostik	B. Hintermann
Interdisziplinarität: Das Modell der SGTV – veraltet oder zukunftsträchtig?	D. Heim
Zukunftsstrategien: Beitrag der FMCH	J. Brandenberg

*anstelle des verhinderten Prof. Daniel Scheidegger

Begleitet und umrahmt wurde das Symposium durch zwei szenische Lesungen aus Texten zur Kriegschirurgie, welche die bekannte Dramaturgin und Regisseurin Marion Schmidt-Kumke, angeregt durch das Studium der Un-

Öffentliches Symposium vom 19. Januar 2018
Universitätsspital Basel, Zentrum für Lehre & Forschung, Hebelstrasse 20, Grosser Hörsaal

PROGRAMM
Ein Jahrhundert Unfallchirurgie

Zeit	Thema	Referent
13:15-13:45	Eintreffen der Gäste und Referenten	
13:45-14:00	Begrüssung	
	Grusswort Rektorin Universität Basel Frau Prof. Andrea Schenker-Wicki	
	Grusswort Regierungsrat BS Dr. Lukas Engelberger	
	Grusswort Regierungsrat BL Dr. Thomas Weber	
14:00-15:30	**Teil I Geschichte**	
	Vorsitz: Fritz Hefti	
	Szenische Lesung (1918)	M. Schmidt-Kumke
14:00-14:20	Historische Fragmente aus Unfallmedizin, Unfallchirurgie und Orthopädie	H.U. Iselin/ W. Müller
14:20-14:40	Geschichte der SUVA-Medizin	Ch. A. Ludwig
14:40-14:50	Böhlers Strategisches Konzept für Wirbelsäulenverletzungen (Film)	W. Dick
14:50-15:00	60 Jahre AO – von der bahnbrechenden Schweizer Innovation zum globalen Gold Standard	N. Renner
15:00-15:10	Offene Frakturen in der Geschichte der Unfallchirurgie	N. Südkamp
15:10-15:20	Die Kehrseite der Medaille: Implantat-assoziierte Infektionen	W. Zimmerli
15:20-15:30		
15:30-16:00	**Pause**	
16:00-17:30	**Teil II Gegenwart und Zukunft**	
	Vorsitz: Pietro Regazzoni	
16:00-16:10	Szenische Lesung II (2018)	M. Schmidt-Kumke
16:10-16:20	Innovationen in der Traumatologie	M. Jakob
16:20-16:30	Notwendige Zentralisierung: Zusammenhang zw. Fallzahlen und Resultaten	D. Scheidegger
16:30-16:40	Bedeutung der klinischen Untersuchung im Zeitalter apparativer Diagnostik	B. Hintermann
16:40-16:50	Interdisziplinarität: Das Modell der SGTV – veraltet oder zukunftsträchtig	D. Heim
16:50-17:00	Zukunftsstrategien: Beitrag der FMCh	J. Brandenberg
17:00-17:30	Schlussdiskussion	
17:30	Apéro	

Sehr geehrte Damen und Herren

Am Freitag, den 19. Januar 2018 findet mit unserem öffentlichen Symposium „Ein Jahrhundert Unfallchirurgie" ein tolles Jubiläum in Basel statt.

Blicken Sie mit uns ein wenig zurück - und vor allem beherzt und kritisch nach vorn!

Die erste Weltkrieg hat die Schweiz verschont, und doch war er vor allem in der Nordwestschweiz sehr gegenwärtig. Dieser Krieg und der in ihm erstmals eingesetzte massive Artilleriebeschuss hat besonders schreckliche Verletzungen hervorgerufen und die Chirurgie vor ganz neue Herausforderungen gestellt. Nicht von ungefähr hat die zivile Unfallchirurgie in dieser Zeit grosse Fortschritte gemacht, an der auch Basler Chirurgen massgeblich beteiligt waren. Dass zur gleichen Zeit auch die Unfallversicherung in der Schweiz auf eine solide Rechtsgrundlage gestellt wurde (mit der Gründung der SUVA) und dass neben der Rehabilitation auch die Prävention Gegenstand der Versicherungsschutzes wurde, ist ein bemerkenswertes Zusammentreffen. Gleichzeitig wurde ein neues Lehrfach, die Unfallmedizin, geschaffen, das sich gegen viele Widerstände behaupten musste. Das sind die faszinierenden Ausgangspunkte für ein Jahrhundert Unfallchirurgie, über das in unserem Symposium berichtet und nachgedacht wird.

Freuen Sie sich auf eine interessante und spannende Jubiläums-Veranstaltung!

Mit freundlichen Grüssen

Für das Organisationskommittee

Prof. Dr. med. Marcel Jakob
Chefarzt Orthopädie & Traumatologie

Dr. med. Hans-Ulrich Iselin

Prof. Dr. med. Niklaus F. Friederich
Leitender Arzt Orthopädie & Traumatologie

Organisationskommittee
Prof. Dr. med. Walter Dick
Prof. Dr. med. Fritz Hefti
PD Dr. med. Dominik Heim
Prof. Dr. med. Beat Hintermann
Dr. med. Lukas Iselin
Prof. Dr. med. Werner Müller
Prof. Dr. med. Pietro Regazzoni
PD Dr. med. Daniel Rikli
Marion Schmidt-Kumke

Abb. 1 und 2: Einladung und Programm des Symposiums.

Programm des Symposiums vom 19. Januar 2018   13

Universitätsspital Basel

Mehr wissen. Alles geben.

Ein Jahrhundert Unfallchirurgie
Öffentliches Symposium vom 19. Januar 2018

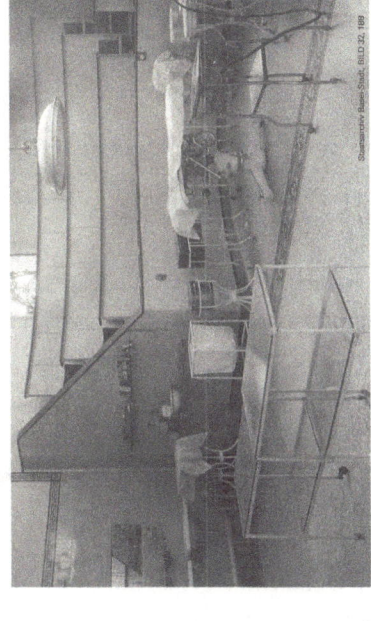

Staatsarchiv Basel-Stadt, BILD 32, 189

Referenten

Dr. med. Josef E. Brandenberg
Präsident der FMCH

Prof. Dr. med. Walter Dick
Em. Chefarzt Orthopädische Universitätsklinik Basel (1995-2008)

PD Dr. med. Dominik Heim
Em. Chefarzt Chirurgie Spital Frutigen (1995-2014)
Nationaler Delegierter, ESTES (European Society for Trauma and Emergency Surgery)

Prof. Dr. med. Beat Hintermann
Chefarzt
Orthopädie und Traumatologie des Bewegungsapparates, Kantonsspital Baselland

Dr. med. Hans-Ulrich Iselin
Em. Chefarzt Innere Medizin, Gesundheitszentrum Fricktal (1985-2009)

Prof. Dr. med. Marcel Jakob
Chefarzt
Orthopädie & Traumatologie, Universitätsspital Basel
Präsident SGC (Schweizerische Gesellschaft für Chirurgie)

Dr. med. Christian A. Ludwig
Chefarzt
SUVA

Prof. Dr. med. Werner Müller
Em. Chefarzt Orthopädie, Kantonsspital Bruderholz (1978-1998)

Dr. med. Nikolaus Renner
Chefarzt Traumatologie / stv. Leiter Klinik für Chirurgie, Kantonsspital Aarau
Präsident AO-Foundation

Prof. Dr. med. Daniel H. Scheidegger
Em. Chefarzt Anästhesiologie, Universitätsspital Basel (1988-2013)
Präsident SAMW (Schweizerische Akademie der medizinischen Wissenschaften)

Marion Schmidt-Kumke
Dramaturgin

Prof. Dr. med. Norbert Südkamp
Ärztlicher Direktor
Klinik für Orthopädie und Unfallchirurgie, Universitätsklinikum Freiburg

Prof. Dr. med. Werner Zimmerli
Em. Chefarzt medizinische Universitätsklinik Liestal, Kantonsspital Baselland, Liestal (1999-2013)

Universitätsspital Basel
Spitalstrasse 21
4031 Basel
www.unispital-basel.ch

terlagen zu den kriegschirurgischen Wurzeln der Unfallchirurgie, zusammengestellt und szenisch bearbeitet hatte.
Für die szenische Umsetzung hatte sie die Schauspielerin Doris Wolters und den Schauspieler Christian Heller gewinnen können.

Grusswort Regierungsrat Thomas Weber
Vorsteher der Volkswirtschafts- und Gesundheitsdirektion des Kantons Basel-Landschaft

Sehr geehrte Frau Rektorin Schenker-Wicki, liebe Andrea,
Herr Kollege Regierungsrat Engelberger, lieber Lukas,
sehr geehrte Damen und Herren des Organisationskomitees,
meine Damen und Herren,

mit Freude überbringe ich Ihnen die besten Grüsse der Regierung des Kantons Basel-Landschaft.

Die Geschichte der Unfallchirurgie ist die Geschichte der Chirurgie. Als Chirurgie der Verletzungen sind spätestens seit der Entwicklung von Werkzeugen auch instrumentenartige Gegenstände und archäologische Zeugnisse ihrer Anwendung nachgewiesen. Der merkwürdigste Beweis chirurgischer Arbeit in steinzeitlichen Epochen ist die – offenbar manchmal überlebte – Trepanation des Schädels und die Kenntnis der Technik ihrer Durchführung.
Die erneute Bewusstwerdung der Verletzlichkeit des Kopfes und der daraus abzuleitenden Schutzmassnahmen des Hirnes – namentlich die Konstruktion des Stahlhelmes 1915 unter dem Eindruck neuartiger Waffenwirkungen durch den Chirurgen August Bier und den Ingenieur Friedrich Schwerd – war somit eine Wiederholung der Erkenntnis urgeschichtlicher Kulturen.
Als einer der ältesten mit einem Unfall zusammenhängenden Eingriffe muss die Gliedamputation angesehen werden, für die bildliche Zeugnisse bereits aus der Antike existieren. Das Phänomen Unfall begleitete die Menschheit von Anfang an. Dessen Plötzlichkeit einerseits, andererseits das Wissen, einen schlimmeren Ausgang durch eine rasche chirurgische Massnahme abwenden zu können, prägen das Unfallereignis und die Unfallchirurgie als

Wissenschaft, die auf Erfahrung, Voraussicht und folgerichtigem Handeln beruht. Erfahrung, Voraussicht und folgerichtiges Handeln sollen auch in der Gesundheitspolitik unsere Leitlinien sein: Der Kanton Basel-Landschaft und der Kanton Basel-Stadt haben sich als Erste in der Schweiz an ein echtes kantonsübergreifendes Projekt ihrer eigenen Spitäler gewagt. Wir haben damit gesundheits- und spitalpolitisches Neuland betreten, indem wir unsere beiden grossen Akutspitäler zu einer integrierten Spitalgruppe zusammenführen wollen. Die interkantonale Zusammenarbeit stellt unserer Ansicht nach eine unentbehrliche Basis für die optimale Versorgung auch von Unfallpatienten dar. Auf See ist man froh um eine steife Brise, und erfahrene Segler können zwar nicht gegen den Wind, doch gerne hart am Wind segeln, und das ist angesichts der Winde, die uns ab und an ins Gesicht blasen, auch im Gesundheitswesen gefragt.

Wir sind auf Kurs, die Segel sind gesetzt![1]

Es ist auch unter diesem Aspekt erfreulich, dass sich im Umfeld der Medizinischen Fakultät erfahrene Ärztinnen und Ärzte zusammengefunden haben, um anhand der Geschichte der Unfallchirurgie aufzuzeigen, dass Widerstand gegen Neues, Ungewohntes stets da war und auch stets da sein wird, bis das ehedem Neue jeweils zum Gewohnten wird, auf das man nicht mehr wird verzichten wollen ... Als Baselbieter erfüllt es mich mit Stolz, zu erfahren, dass zwei der Pioniere der Unfallchirurgie und der Unfallmedizin im Raum Basel aus meinem Kanton stammten und dass einer unter ihnen – der chirurgische Chefarzt des Kantonsspitals Liestal, Herrmann Ludwig Gelpke (1854–1946) nämlich – schon vor der Aufnahme der Unfallmedizin als Pflichtfach in die Medizinalprüfungsordnung, in den Neunzigerjahren des 19. Jahrhunderts freiwillig unfallmedizinische Kurse angeboten hatte.

Als Gesundheitsdirektoren sind mein Stadtbasler Kollege Lukas Engelberger und ich dankbar für die Anregungen, die Anlässe wie der heutige für die Bewältigung der anstehenden Probleme bieten können.

---

1 Nachtrag, Februar 2019: Annahme des Staatsvertrages für eine gemeinsame kantonsübergreifende Gesundheitsversorgung und Ablehnung des Staatsvertrags zum gemeinsamen Universitätsspital Nordwest in Basel-Stadt.

Ich wünsche mir, dass solche Rück- und vor allem Ausblicke auch innerhalb der Ärzteschaft und in den Spitälern Anregung zu selbstkritischer Prüfung des eigenen Tuns und der eigenen Prioritäten bieten und zum dringend notwendigen fachlichen und damit auch sachlichen Dialog beitragen mögen.

Szenische Lesung mit Doris Wolters & Christian Heller

Konzept & Realisation Marion Schmidt-Kumke

Ch. Aus: «Mein Kriegstagebuch 1914-1918» von Charlotte Herder, Frau des Freiburger Verlegers Hermann Herder.

Do. Charlotte: Über uns werden die Schrecken des Krieges kommen. Über uns, die wir so nah der Grenze sind. Und wo werde ich die Kraft hernehmen, sie zu ertragen, wenn ich jetzt schon bei dem blossen Gedanken daran vom Wahnsinn der Angst gewürgt werde.

Ch. Aus: «Bilanz in Ziffern des Ersten Weltkrieges – Herausgegeben vom Europäischen Rat in Strassburg».

Do. Die Anzahl der Personen, die Folgen aus dem Ersten Weltkrieg davongetragen haben (sowohl Soldaten als auch Zivilisten) beläuft sich auf mehr als 40 Millionen Personen. 20 Millionen Tote, 21 Millionen Verletzte. Diese Zahl beinhaltet 9,7 Millionen Tote unter den Soldaten und rund 10 Millionen Tote unter den Zivilisten.

Ch. Die hier erfassten militärischen Verluste beinhalten Kriegsgefangene, Unfalltote, Krankheiten sowie Tote in Kriegsgefangenschaften. Ein Grossteil der Zivilverluste des Ersten Weltkrieges ist Hungersnöten und Krankheiten geschuldet. Die Toten der Spanischen Grippe sind hier, soweit dies überhaupt möglich ist, erfasst. Ausserdem ist in die Zahl der toten Zivilisten auch die Zahl der Toten des armenischen Völkermords einberechnet.

Do. Aus: «Veröffentlichungen aus dem Gebiete des Heeres-Sanitätswesens, von Professor Dr. Wilmanns», Direktor der psychiatrisch-neurologischen Universitätsklinik Heidelberg und herausgegeben von der Sanitätsinspektion des Reichswehrministeriums.

Ch. Da zu erwarten war, dass an Baden als dem Grenzlande von Elsass-Lothringen besonders hohe Anforderungen in der Versorgung von Verwundeten und Kranken gestellt werden würden, hatten die militärischen und bürgerlichen Stellen schon vor Ausbruch des Krieges umfangreiche Vorarbeit geleistet.

Reservelazarette befanden sich an 16 Orten: Mannheim, Schwetzingen, Heidelberg, Karlsruhe, Rastatt, Ettlingen, Pforzheim, Baden-Baden, Lahr, Offenburg, Freiburg, Sulzburg, Müllheim, Badenweiler und Konstanz.

Do. Charlotte: Sie sind da. Heut Nacht sind sie gekommen. Nie werde ich den ersten Eindruck vergessen. Da lagen sie Mann an Mann in den Betten, vor Ermattung und Blutverlust schwer schlafend, zusammengekrümmt in Stellungen, als wären sie gerade so hingeschlagen worden, wie sie lagen. Ein erschütternder Anblick.

Ch. Charlotte Herder hat in Freiburg während des Krieges in ihrem Verlagshaus ein Lazarett mit 60 Betten eingerichtet und geleitet.

Do. Aus dem Gebiete des Heeres-Sanitätswesens.

Ch. Professor Dr. Wilmanns: Verwaltung und Oberleitung lagen in den Händen der Chefärzte. Das war jedoch eine für sie unlösbare Aufgabe. Voraussetzung dafür wäre eine erschöpfende Kenntnis der ihnen unterstellten ärztlichen Persönlichkeiten, ihrer fachlichen Ausbildung und Leistungsfähigkeit und ein umfassendes – wenigstens theoretisches – Wissen auf dem Gesamtgebiete der Medizin gewesen. Den meisten Chefärzten waren jedoch ihre ärztlichen Hilfskräfte völlig fremd, und manche hatten auch die enge Fühlung mit den Fortschritten der medizinischen Wissenschaft verloren.

Do. Aus: «Die Wundbehandlung im Reservelazarett» von Hans Iselin, Basel (1917).

Ch. Ich bin nur beratender Chirurg eines chirurgisch-orthopädischen Reservelazarettes in Badenweiler. Aber in dieser Tätigkeit hat sich bei der Ankunft eines Verwundetentransportes und bei der Pflege im Lazarett das Bedürfnis gezeigt, die Frage der Wundbehandlung auch für die Heimat zu bedenken, und zu besprechen. Die folgenden Ausführungen habe ich den Ärzten des Lazarettes vorgetragen.

In diesem Krieg kam statt der Freude an den Leistungen der Chirurgie die Enttäuschung. Auch in Frankreich war man anfangs über die vielen Eiterungen hinter der Front entrüstet. Diese waren nicht verschuldet, sie hatten ihren guten Grund. Die Voraussetzungen unserer Lehren waren falsch und die militärische Taktik hatte dem Krieg eine andere Gestalt gegeben.

Die Asepsis setzt relativ aseptische Wunden voraus, aber die Schusswunden sind fast alle keimhaltig, schon durch die vom Geschoss mitgerissenen Teile der Kleidung und der Haut. Die Vorherrschaft der Artillerie im jetzigen Krieg, namentlich im Stellungskampf, hat in den Hoffnungen, die wir auf das chirurgische Können und die chirurgische Hilfe gesetzt hatten, getäuscht. In den letzten grossen Kriegen betrugen die Verluste durch Gewehrfeuer 70-90%, durch Artillerie 5-10-25%. – Heute finden Sie unter den Badenweiler Frischverwundeten selten Gewehrschussverletzungen, fast nur Granatschusswunden, und diese sind nach Garré schwer infiziert.

Do. Charlotte: Zuerst wandten wir uns einem Landwehrmann zu, der so fahl, grün und blutleer aussah. Er war am rechten Fuss verwundet und mehrmals während des Transportes überbunden worden. Bei der Hitze war der Verband 48 Std. liegen geblieben und der Geruch furchtbar.

Ich hielt die Schale, um die Stücke des Verbandes in Empfang zu nehmen. Nachdem die Wunde gereinigt war, sank der Mann mit unaussprechlicher Erleichterung in die Kissen zurück und es kam der nächste dran.

Oberschenkelschuss mit Knochenbruch.

So ging es weiter und weiter. Wir arbeiteten fieberhaft ...

Ch. Hans Iselin aus dem Referat: Wer von uns nur auf aseptische Operations- Wundbehandlung eingestellt ist, durch eigene Erfahrung oder durch klinische Schulung, der muss gründlich umlernen.

Die heutige Aufgabe der Ärzte an der Front besteht darin, schwer verunreinigte Wunden, verschmutzte accidentelle Wunden, wie sie in der Friedenspraxis durch Überfahrenwerden zustande kommen, zu versorgen, womöglich, prophylaktisch zu behandeln. Die Zeit des radikalen Eingreifens, der gründlichen Ausräumung der Wunde, oder der Excision der Wunde verstreicht nach den grundlegenden Arbeiten von Friedrich mit den ersten 7 Stunden nach der Verletzung. Häufig fehlt aber anscheinend an der Front, namentlich im Bewegungskrieg, die Möglichkeit zu solch erspriesslicher, vorbeugender frühzeitiger Tätigkeit. Die Verletzung ist zu alt. Die Ärzte verfügen nicht über die nötige Zeit; die notwendigen sterilen Gummihandschuhe oder auch nur die saubere Einrichtung fehlen. Resigniert wird der aseptische Verband auf die infizierte Wunde gelegt. Aus den Verunreinigungen im Wundinnern sprossen Keime aller Art, die das Wundsekret zersetzen, die Wund- und Knochenbehandlung stören und das Leben des Patienten gefährden.

Unsere Frischverwundeten, nach deren Pflege die Herren sich so sehnten, haben meistens eiternde Wunden, kurz, wir sind mit einem Ruck 45 Jahre zurückversetzt. Wir sind nicht mehr wie die letzten 6 Monate: das orthopädisch-chirurgische aseptische Reservelazarett, in dem eiternde Patienten scheel angesehen werden, etwa wie Kropfige in Norddeutschland.

Die Wunden, welche der Krieg in der allerletzten Zeit geschlagen hat, die heilen weder per primam noch per secundam, sondern sie eitern, sind im Zustand der Entzündung: nicht nur Wundbehandlung ist unsere Aufgabe, sondern auch Entzündungsbehandlung. Dies ist unsere Kriegslage im Reservelazarett.

Do. Aus dem Gebiete des Heeres-Sanitätswesens.

Ch. Professor Dr. Wilmanns: Von irgendeiner sachverständigen Verteilung der Zugänge konnte keine Rede sein. Die Linienkommandantur hatte nach den opferreichen grossen Schlachten im Elsass die zahlreichen kleinen Vereinslazarette in den Gebirgsdörfern des Schwarzwaldes wahllos, z. T. mit Schwerverwundeten belegt, und noch am Weihnachtstage 1914 stiess die besichtigende Kommission auf ein Lazarett in einer Dorfschule, das mit

Schwerverwundeten belegt war, die seit den Augusttagen die französischen Infanteriegeschosse im Leibe trugen und z. T. an hohem septischen Fieber litten.

Do. Charlotte: Furchtbare Kämpfe toben in den Vogesen. Tag und Nacht dröhnt der Kanonendonner herüber. Jeden Abend, wenn es dunkel wird, strömen Scharen von Menschen auf den Schlossberg und den Lorettoberg, um sich aus der Ferne die Kämpfe anzuschauen. Unaufhörlich steigen und fallen die Leuchtraketen, die das Schlachtfeld beleuchten. Dazwischen blitzen schwache Linien auf, wenn unsere Artillerie ihre Salven abgibt.

Ch. Hans Iselin: Wo droht Gefahr? Dem Einzelnen von unzweckmässiger Behandlung. Der Gesamtheit durch die Übertragung der virulenten Keime von Individuum zu Individuum, und von der gesteigerten Virulenz der Keime, kurz der Verseuchung des Lazarettes, die wir aus der Geschichte der Wundbehandlung kennen.

Ich bitte Sie um Mithilfe, um Ihre volle Wachsamkeit und Ihre ganze Energie, die Gefahr der Verseuchung des Lazarettes und des Personals zu verhüten. – Das Personal muss aufgeklärt werden. Der Aberglaube in die Wunderwirkung des Lysols, der Antiseptica überhaupt ist gross und sehr bequem:

Man taucht die Pinzette oder das Ansatzrohr, mit dem man die Wunden spülen will, geschwind in Lysol. Das Gewissen ist sauber, aber die nächste Wunde verschmiert.

Sie schicken die Schwester, sie soll auskochen. Strahlend über ihre eigene Promptheit kehrt sie in einer Minute zurück, ihr fragender Blick nach der Uhr wird prompt beantwortet. Ja, aber Herr Doktor, das Wasser hat doch schon eine Stunde, oder den ganzen Tag gekocht.

Jeder Arzt soll sein Personal schulen. Es klappt nicht überall. Aber Ihr Ministerium hat ja ein prächtiges Buch der Krankenpflege von den berufensten Männern ausarbeiten lassen, das alle anleiten kann.

In früheren Kriegen sollen Generalärzte, welche die Lazarette revidierten, die eifrigsten Vermittler der Polyinfektion und der Verseuchung durch die Sonde, die sie in der Westentasche trugen und gewissenhaft von Wunde zu Wunde senkten, gewesen sein.

Do. «Mit den Sucherlein haben ihrer Viele ein solches Suchen, Grübeln und Klopfen in den Wunden, als ob sie in selbigen etwas verloren hätten. Und wann ihrer 2 oder mehr Ärzte beisammen sind, so muss nach dem ersten auch der andere und nach diesem der 3. seinen verlorenen Pfennig in der Wunde suchen. Da ist es denn kein Wunder, wenn die Wunde zornig werde.»

Ch. So schrieb der Basler Arzt «Würtz» im Jahr 1596.

Do. Charlotte: Was ist mit ihm, lebt er noch, werde ich je wieder von ihm hören.
Eine eiserne Faust presst mir die Kehle zusammen. Ich bin wie in einem dumpfen Traum gefangen. Ich las irgendwo, dass die Franzosen ihre Gefangenen systematisch niederstechen und niederschiessen.[1]
Ich habe das schon einmal gelesen, damals war Hermann noch nicht vorn, es traf die Herzen anderer, heute trifft es das Meine.

Ch. In einem Brief von Herrmann Herder: Wir richteten uns also ein so gut es ging. Von früher lagen noch Tote und Verwundete in dem Unterstand. Unter ihnen auch ein armer Mensch, der den Verstand verloren hatte und erbärmlich jammerte.

Es bedurfte aller Willensanstrengung, um bei dem neu beginnenden Trommelfeuer die Befehlserteilung durchzuführen. Eine grosse Sorge bildete die Verpflegung der Leute, denn die Feldküchen konnten bei dem schweren Feuer auf den Anmarschwegen nicht fahren, auch nicht lange an einem Ort halten.

Mehrfach wollten die Leute lieber hungern, als sich durch den Gang zum Essenholen der Lebensgefahr auszusetzen.

Do. Otto Dix: «Ich habe jahrelang, mindestens zehn Jahre lang immer diese Träume gehabt, in denen ich durch zertrümmerte Häuser kriechen musste, [...] durch Gänge, durch die ich kaum durchkam. Die Trümmer waren fortwährend in meinen Träumen. [...]
Nicht, dass das Malen für mich Befreiung gewesen wäre.»

Do. Charlotte: Endlich lief der Zug ein. Ich sah Herrmann aussteigen und sich nach mir umsehen und ich trank seinen lang entbehrten Anblick aus ganzer Seele, sah mit Rührung das eiserne Kreuz an seiner Seite und mit schmerzlicher Bewegung, wie müde und hager er aussah. Dass sein halber Schnurrbart schneeweiss verfärbt war.

In der ersten Nacht schlief Herrmann sehr unruhig, indem er immerfort abgerissene Kommandoworte rief. Am zweiten Abend fragte er so aus der ersten Stille heraus:

Ch. Dass ihr so wenig Ratten hier im Zimmer habt. Was gar keine Ratten habt ihr hier? Merkwürdig.

Ch. Otto Dix, damals 23 Jahre alt, geriet 1915 in den Krieg. In den Schützengräben bewährte sich Dix als gut funktionierender Soldat

Do. Otto Dix: [...] Am Abend griff der Feind an. Wegen des Nebels schoss eine Batterie zu kurz und schoss in unseren Steilhang. Furchtbare Bestürzung, schreckliche Verluste, die Leichen lagen herum, Arme und Beine flogen. Von der 6. Kompanie dieses Regiments blieben 9 Mann übrig. [...] Jetzt sind wir weit hinter dieser Hölle in [...] Maurois. Vielleicht erhalte ich nun bald mal Urlaub. Es sind viele gute Kameraden draussen geblieben, schade um die Kerle. Recht viele Grüsse Dix.

(15. 8. 1916, Feldpostbrief an Helene Jakob).

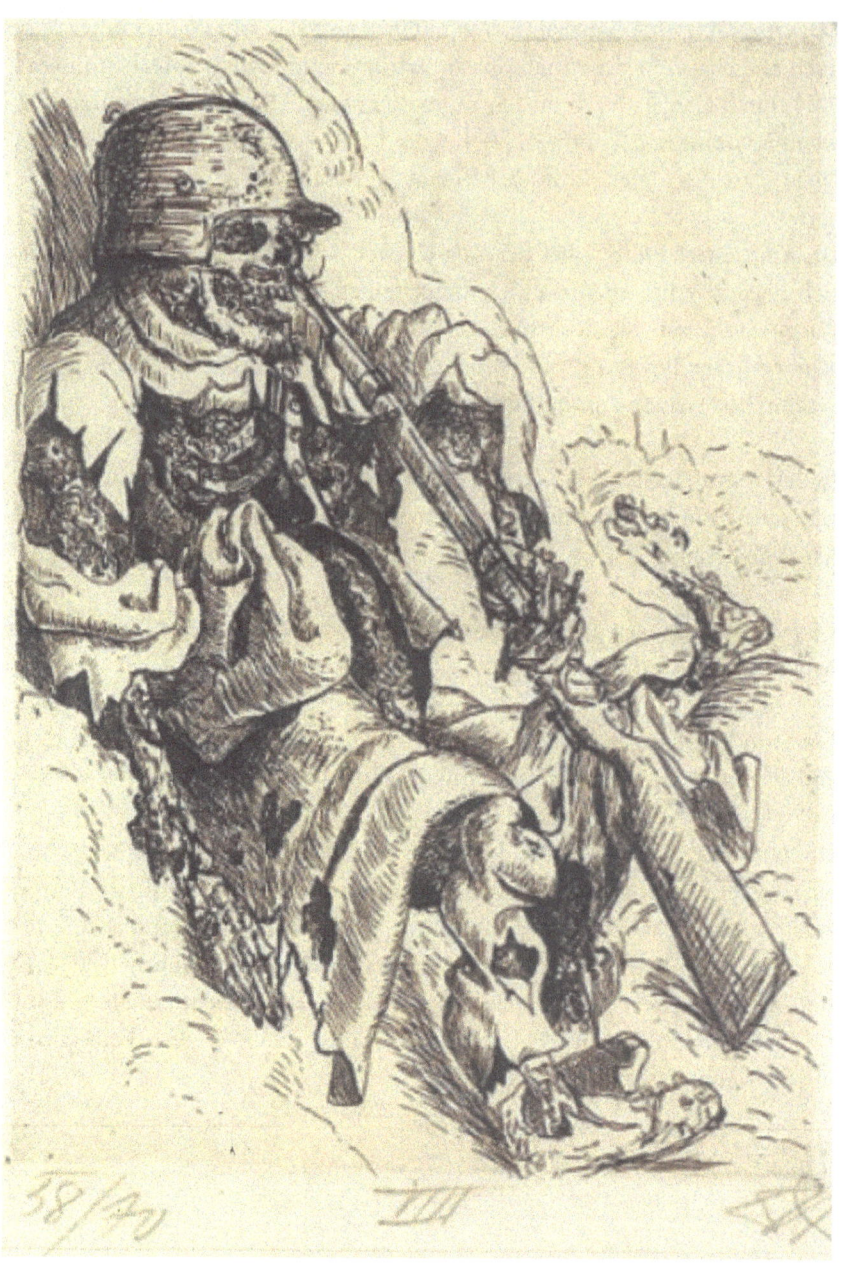

Abb. 1: Otto Dix: Toter Sappenposten im Schützengraben (© 2022, ProLitteris, Zürich).

Ch. Professor Dr. Wilmanns: Gerade die Nachbehandlung der Schwerverwundeten, besonders der Verstümmelten, wies ernste Mängel auf. So liess die Versorgung mit Ersatzgliedern, den sog. Prothesen sehr zu wünschen übrig. Viele Monate lang lagen die Verstümmelten mit längst verheilten Wunden im Lazarett und warteten auf ihre Prothese, um schliesslich mit einem Apparate ausgerüstet zu werden, der seinen Zweck keineswegs erfüllte; denn die Bandagisten neigten dazu, zwar sehr kunstfertige, aber auch entsprechend empfindliche und zerbrechliche Ersatzglieder zu liefern, denen mehr eine kosmetische als eine praktische Bedeutung zukam.

Do. Charlotte: Einen sah ich diesmal, der kaum liegen und den Kopf wie von Qual gepresst nicht in den Kissen lassen konnte. Er war bis an den Hals zugedeckt und ich dachte schaudernd, was mag von dem noch übrig sein. Das schrecklichste, wütendste, qualvollste Leid stand ihm auf der Stirn geschrieben.

Ich fragte den Wärter, wo er verwundet sei, und hörte dass er gar nicht verwundet, bloss vor Schreck über eine krepierende Granate umgefallen sei. Also ein Nervenschock.

Ch. Professor Dr. Wilmanns: Die grosse Masse der Neurotiker mit hysterischen Störungen erwies sich als kaum besserungsfähig und musste – oft nach monatelangen vergeblichen Bemühungen der Ärzte – als dienstunbrauchbar mit hohen Renten in die Heimat entlassen werden. Das Neurotikerproblem gewann aber dauernd an Bedeutung und die badischen Lazarette wurden mit Neurosen förmlich überflutet.

Man hatte sich allmählich zu der Ansicht durchgerungen, dass die verzögerte Heilung der akuten und die schleichende Entstehung der chronischen traumatischen Neurose im Wesentlichen auf die durch unsere Gesetzgebung gezüchteten Rentenwünsche zurückzuführen waren.

Es galt aber, einen praktisch gangbaren Weg zu finden, auf dem man heilenden Einfluss auf den Neurotiker auszuüben vermochte. Zunächst war es unbedingt nötig, mit der passiven ärztlichen Einstellung den Neurotikern gegenüber zu brechen und sie tatkräftiger anzufassen.

Die ärztliche Behandlung war durchaus individuell. Je nach Lage des Falles wurde Hypnose angewendet, Scheinoperationen vorgenommen, Freiübungen auf militärisches Kommando veranstaltet usw. In allen hartnäckigen Fällen wurde seit Anfang 1916 der faradische Strom zur Beseitigung der hysterischen Störungen verwendet.

Do. Otto Dix: «Ich war bestrebt, den Krieg sachlich darzustellen, ohne Mitleid erregen zu wollen, ohne alles Propagandistische. Ich habe vermieden, Kämpfe darzustellen. Ich wollte keine ekstatischen Übertreibungen. Ich habe Zustände dargestellt, Zustände, die der Krieg hervorgerufen hat, und die Folgen des Krieges, als Zustände.» (1957)

Ch. Professor Dr. Wilmanns: Fast stets gelang es, durch zweckmässig gewählte Behandlungsweisen in den ersten Stunden oder Tagen nach der Aufnahme völlige Heilung des Neurotikers zu erzielen.

Die Erfolge dieser Lazarette waren glänzend. Kranke wurden oft in wenigen Minuten von ihren Leiden befreit.

Do. Charlotte: Ach es ist ja wahr, die Truppen haben Übermenschliches geleistet.

Sie sind nicht geschlagen worden vom Feind. Aber sie haben sich ja selbst aufgegeben und das ist wohl noch bitterer.

Ch. Professor Dr. Wilmanns: Nach erfolgter Heilung verblieben die Leute noch einige Tage im Lazarett, wo das Heilergebnis durch strammes soldatisches Exerzieren unter Leitung des dazu kommandierten ausgewählten Unteroffiziers gefestigt wurde.

Do. Charlotte Herder: Alles, was gewesen ist, wird stürzen, der Kaiser wird fallen und mit ihm das Heer und die Flotte, Deutschlands Ruhm und Ehre, alles, was wir Grosses hatten. Und alles, was noch kommen wird, wird nur noch Mühsal und Arbeit sein.

Ch.
Und als der Krieg im fünften Lenz
Keinen Ausblick auf Frieden bot,
Da zog der Soldat seine Konsequenz
Und starb den Heldentod.

Der Krieg war aber noch nicht gar,
Drum tat es dem Kaiser leid,
Dass sein Soldat gestorben war:
Es schien ihm noch vor der Zeit.

Der Sommer zog über die Gräber her,
Und der Soldat schlief schon.
Da kam eines Nachts militär-
ische Ärztliche Kommission.

Es zog die Ärztliche Kommission
Zum Gottesacker hinaus.
Und grub mit geweihtem Spaten den
Gefallnen Soldaten aus.

Der Doktor besah den Soldaten genau,
Oder was von ihm noch da war.
Und der Doktor fand, der Soldat war k.v.
Und er drückte sich vor der Gefahr.

Und sie nahmen gleich den Soldaten mit,
Die Nacht war blau und schön.
Man konnte, wenn man keinen Helm aufhatte,
Die Sterne der Heimat sehn.

Sie schütteten ihm einen feurigen Schnaps
In den verwesten Leib
Und hängten zwei Schwestern in seinen Arm
Und ein halbentblösstes Weib.

Und weil der Soldat nach Verwesung stinkt,
Drum hinkt der Pfaffe voran,
Der über ihm ein Weihrauchfass schwingt,
Dass er nicht stinken kann.

Voran die Musik mit Tschindara
Spielt einen flotten Marsch.
Und der Soldat, so wie er's gelernt,
Schmeisst seine Beine vom Arsch.

Und brüderlich den Arm um ihn
Zwei Sanitäter gehn.
Sonst flög er noch in den Dreck ihnen hin,
Und das darf nicht geschehn.

Und wenn sie durch die Dörfer ziehn,
Waren alle Weiber da.
Die Bäume verneigten sich, der Vollmond schien,
Und alles schrie Hurra.

Mit Tschindara und wiedersehn.
Und Weib und Hund und Pfaff!
Und mittendrin der tote Soldat
Wie ein besoffner Aff.

So viele tanzten und johlten um ihn,
Dass ihn keiner sah.
Man konnte ihn einzig von oben noch sehn,
Und da sind nur Sterne da.

Die Sterne sind nicht immer da,
Es kommt ein Morgenrot.
Doch der Soldat, wie er's gelernt,
Zieht in den Heldentod.

(Auszüge) Bertolt Brecht: Legende vom toten Soldaten, 1918. 1922 vertont von Ernst Busch für das Drama «Trommeln in der Nacht», 1929 als Choral von Kurt Weill.

Quellen

Bilanz in Ziffern des Ersten Weltkrieges, herausgegeben vom Europäischen Rat in Strassburg.
Veröffentlichungen aus dem Gebiete des Heeres-Sanitätswesens, herausgegeben von der Heeres-Sanitätsinspektion des Reichswehrministeriums, Heft 88, Berlin: Offene Worte 1932.
Die badischen Lazarette während des Krieges. Von Professor Dr. Wilmanns, Direktor der psychiatrisch-neurologischen Universitätsklinik Heidelberg.
Mein Kriegstagebuch 1914–1918 Charlotte Herder, Freiburg i. Br.: Herder 1955.
Die Wundbehandlung im Reservelazarett. Hans Iselin, P.-D. (Vortrag, gehalten im Oktober 1915) Sonderabdruck: Band 106, Heft 2 Tübingen: Verlag der H. Laupp'schen Buchhandlung.
Berthold Brecht: Legende vom toten Soldaten. 1918. 1922 vertont von Ernst Busch für das Drama «Trommeln in der Nacht», 1929 als Choral von Kurt Weil.

[1] Anmerkung des Herausgebers: Teil der Propaganda auf beiden Seiten, siehe dazu:
Koller C (2015): Deutsche Wahrmehmungen feindlicher Kolonialtruppen im Ersten Weltkrieg, in: *Südostasien-Chronik- South East Asia Chronicle*, Humboldt-Universität Berlin.
Prochasson C (2003): «Sur les atrocités allemandes: la guerre comme représentation», *Annales. Histoire, Sciences Sociales*, vol. 58 no.4.
Géré F (2019): «Les opérations psychologiques durant la guerre de 1914–1918», *Revue Défense Nationale*, vol. 816, no.1.

Kriegschirurgie – Unfallchirurgie – Unfallmedizin
Eine Geschichte in Fragmenten

Hans-Ulrich Iselin

Ort der Handlung ist die Spitalstrasse 3 in Basel. Wir schreiben das Jahr 1917 und wir stehen vor dem Eingang zur Chirurgischen Abteilung (Universitäts-Klinik und Poliklinik) des Bürgerspitals Basel, des heutigen Universitätsspitals Basel.

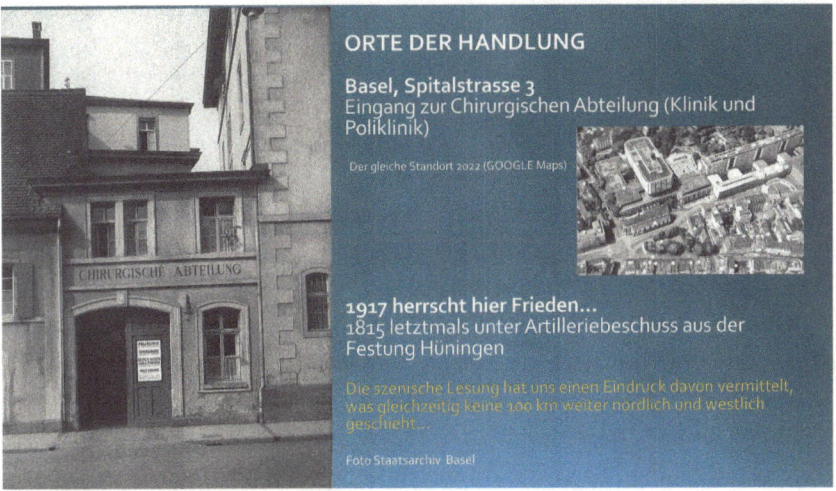

Abb. 1: Eingang Chirurgische Abteilung, Copyright Staatsarchiv Basel-Stadt.

Während hier in Basel Frieden herrscht und das Quartier zwischen Peters-platz und St.-Johann-Vorstadt letztmals im Jahr 1815 unter Artilleriebeschuss aus der Festung Hüningen zu leiden hatte, tobt im nahen Elsass der Erste Weltkrieg.

Die szenische Lesung, die wir soeben erlebt haben, hat uns einen Ein-druck davon gegeben, was keine 100 km nördlich und westlich geschieht.

Noch wird es zwei Jahre dauern, bis der Schnee diesen Ort des Grauens bedeckt haben wird, eine völlig zerstörte Landschaft in den Vogesen.

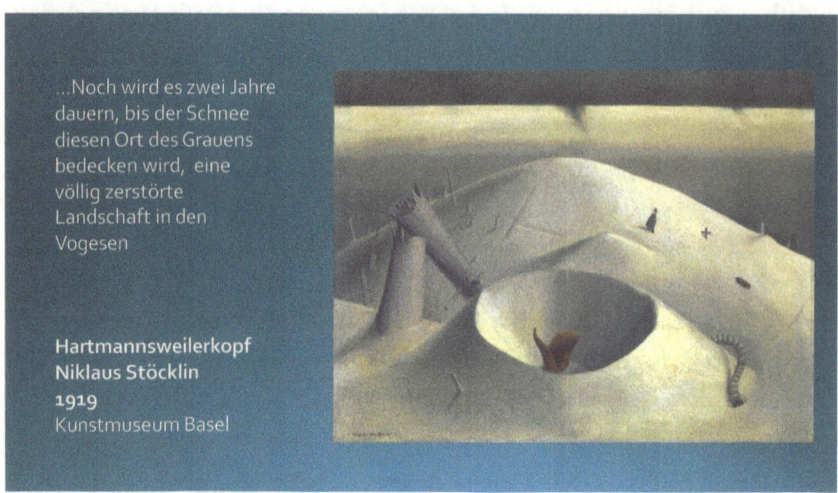

Abb. 2: Niklaus Stoecklin: Hartmannsweiler Kopf.

Kriegschirurgie

In Bruns Beiträgen zur klinischen Chirurgie, Band 106, Heft 2, 1917, erscheint eine Publikation des Basler Chirurgen Hans Iselin mit dem Titel: «Die Wundbehandlung im Reservelazarett».

Die Publikation basiert auf einem Referat, das der Autor im Jahr 1915 vor den Ärzten und Pflegenden des Reservelazaretts Badenweiler[1] gehalten hat.

Der Vorgesetzte Iselins, Prof. Fritz de Quervain[2], Chefarzt der Chirurgischen Universitätsklinik in Basel, hatte seinen ersten Assistenten und Leiter der Po-

---

1   Zum Reservelazarett Badenweiler cf. Deutsche digitale Bibliothek: *Besichtigungen der Reservelazarette Heidelberg, Bruchsal, Illenau, Rastatt, Ettlingen, Offenburg, Dürrheim, Donaueschingen, Singen, Freiburg, Müllheim und Badenweiler durch den Inspekteur der X. Kriegs-Sanitätsinspektion* https://www.deutsche-digitale-bibliothek.de/item/5DYXCCD V3RA7KJFISY5JTCAUADYB465G?lang=de.

2   **Fritz de Quervain** (4.5.1868 Sitten – 24.1.1940 Bern). Eintrag im Schweiz. Historischen Lexikon: «ref., von Burgdorf, Vevey und Bern. Sohn des Johann Friedrich, Pfarrer, und der Louise-Elise-Anne geb. Girard. Bruder des Alfred de Quervain. Verheiratet mit Adrienne Tschiffeli, von La Neuveville. 1892 Dr. med. in Bern. Ab 1894 Leiter des Spitals in La Chaux-de-Fonds. Ab 1902 PD und ab 1907 Titularprof. in Bern, **1910–18 o. Prof.**

liklinik von 1914–1917 als chirurgisch-orthopädischen Konsiliararzt ins Reservelazarett Badenweiler delegiert.

Um die Entwicklung der Unfallmedizin im 19. und frühen 20. Jahrhundert nachzuvollziehen, lohnt sich ein Blick auf die ökonomischen, sozialen und politischen Treiber im historischen Kontext. Im Vordergrund steht dabei ein utilitaristischer Ansatz des Erhalts bzw. der Wiederherstellung der Arbeitskraft.

Die Kriegschirurgie wird dabei zur Lehrmeisterin der Unfallchirurgie. Wir versuchen den Zusammenhang anhand des Schemas in Abb. 4 zu veranschaulichen.

Mit fortschreitender Industrialisierung und unter dem Druck der Arbeiterbewegung entstehen im letzten Drittel des 19. Jahrhunderts bedeutende Sozialwerke, wobei die Schweiz sich primär an der von Bismarck nach der Reichsgründung vorangetriebenen Gesetzgebung orientiert und diese «autonom nachvollzieht».

Sozialversicherungen

Autonomer Nachvollzug als helvetische Spezialität

Gesetzliche Basis[3]	Deutschland	Schweiz	Latenz in Jahren
Haftpflicht	1871	1877	6
Fabrikgesetz	1871	1877	6
Unfallversicherung	1884	1911	27

---

für Chirurgie in Basel, 1918–38 o. Prof. und Direktor der chirurg. Klinik am Inselspital Bern. Q. war auf der ganzen Breite der Chirurgie operativ und wissenschaftlich tätig. Zu seinen Spezialgebieten zählen die Pathologie und Physiologie der Schilddrüse, die Röntgendiagnostik der Magen-Darm-Erkrankungen sowie die chirurg. und radiolog. Behandlung von Tuberkulose und malignen Geschwülsten. Das Werk ‹Spezielle chirurg. Diagnostik für Studierende und Ärzte› (1907, [10]1950) wurde mehrfach übersetzt. Er förderte auch die Kropfprophylaxe.» https://hls-dhs-dss.ch/de/articles/014584/2010-07-22/.

3   Quellen: NEUMANN J: Deutsche Fabrikgesetzgebung, Freiburg 1873. GELPKE L, SCHLATTER C: Unfallkunde 1917. LEIMGRUBER M, LENGWILER M et al.: Geschichte der sozialen Sicherheit in der Schweiz https://www.geschichtedersozialensicherheit.ch/home/.

Die Wundbehandlung im Reservelazarett.

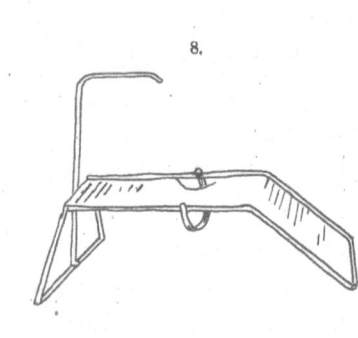

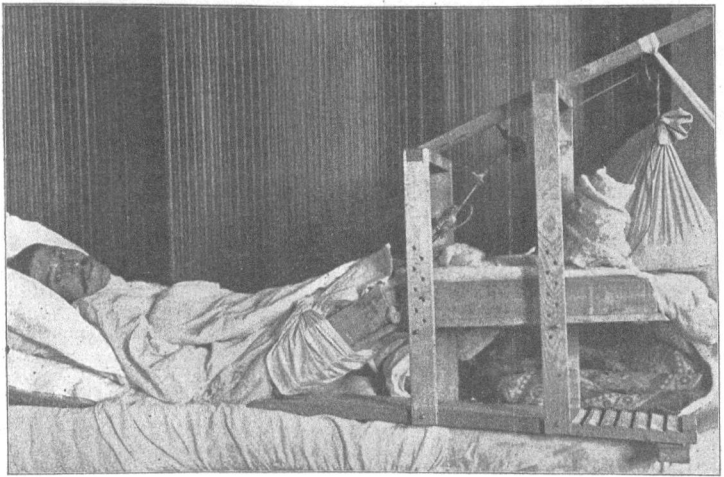

Abb. 8. **Planum inclinatum duplex** (Behelfsarbeit von Schede). Aus Bandeisen und Leinen hergestellt.

Abb. 9. **Extensions-Beinlade für Oberschenkelbruch** (Behelfsarbeit Dr. Zimmermann). Der Kranke im Bilde liegt in Steinmann-Extension; die Einrichtung kann auch zur Lagerung in Semiflexionsstellung dienen, etwa wie die Petit'sche alte Beinlade und das Planum inclinatum duplex.

Abb. 3: Extensionsbehandlung im Reservelazarett.

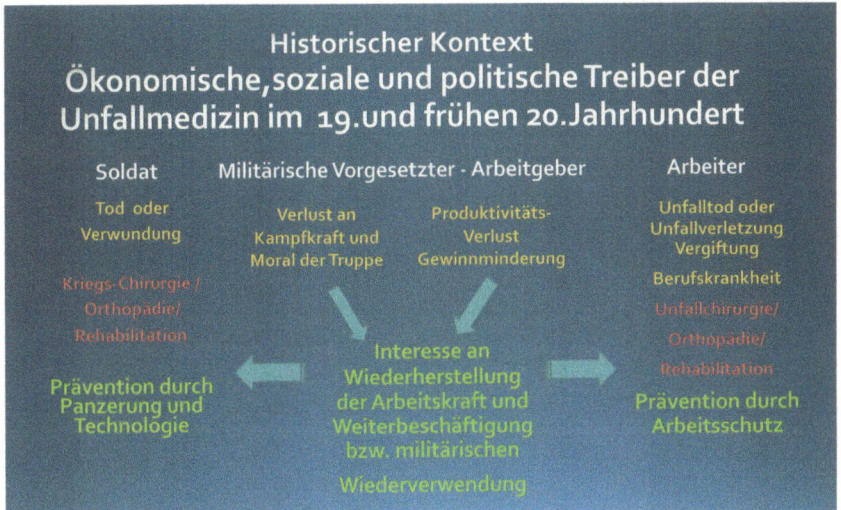

Abb. 4: Historischer Kontext.

Was folgt, ist ein **Jahrhundert von Trial & Error** in der Sozialversicherung.

Das Kranken- und Unfallversicherungsgesetz KUVG von 1912 sollte die Basis für ein umfassendes Werk bieten, aber realisiert wurde lediglich die Unfallversicherung, mit der Schaffung der Schweizerischen Unfallversicherungs-Anstalt, der Suva. Diese wurde mit einem Teilmonopol für industrielle Unternehmungen versehen, eine dem Wettbewerb entrückte Sonderstellung, in der sie heute noch verharrt, obwohl der industrielle Sektor, die ihr zugewiesene Marktnische, kontinuierlich geschrumpft ist. Die Privatassekuranz sicherte sich «den Rest». So kam es, dass in der Landwirtschaft viele für Suva-Kunden selbstverständliche technische Massnahmen zur Unfallverhütung nur zögerlich eingeführt wurden.

Einen wichtigen Durchbruch in der Ärzteausbildung stellt die Aufnahme der Unfallmedizin als Prüfungsfach in die eidgenössischen Medizinalprüfungen im Jahr 1913 dar. Prof. Fritz de Quervain, der Ordinarius für Chirurgie in Basel und damit direkter Vorgesetzter Iselins zwischen 1910 und 1918, schreibt dazu 1917[4]: «... Es muss heissen: Bestmögliche Behandlung aller Unfallverletzten, der Versicherten und der Nichtversicherten.» Und: «Erst

---

4   DE QUERVAIN F.: Zum Unterricht in der Unfallmedizin. Correspondenz-Blatt der Schweizer Ärzte XLV (19) Jan. 03. 1915: 577–594. Cf. Quellenmaterial im Anhang.

wenn jeder Versicherte sich vom Nichtversicherten nur noch durch den Bezug der Entschädigung unterscheidet, nicht aber durch das Bedürfnis der Ausbeutung seiner Lage, erst dann hätte die Unfallgesetzgebung ihren vollen Wert erreicht ...».

Die Forderung nach Einbezug der Unfallmedizin (oder Unfallheilkunde) in die Ausbildung der Ärzte war übrigens erstmals 1884 in Wien von einem Schweizer Chirurgen erhoben worden, Constantin KAUFMANN[5].

Kriegschirurgie als Lehrmeisterin der Unfallchirurgie

Hans Iselin ist der jüngste von drei Basler Chirurgen, die – wie viele Schweizer Ärzte aus allen Landesteilen – während des Ersten Weltkriegs temporäre Einsätze in Lazaretten der Kriegsparteien leisten und im Inland für die ärztliche Behandlung von Internierten eingesetzt werden.

Wir werden diese drei Persönlichkeiten im Folgenden noch genauer kennenlernen.

1. **Hermann Ludwig Gelpke**
1854–1946 Bürger von Tecknau
a.o. Professor für Chirurgie an der Universität Basel
1894–1924 Chefarzt am Spital Liestal (inkl. für das Fach Psychiatrie)
1915/1916 Kriegschirurgischer Konsiliarius in Schlesien

Gelpke führte ab 1894 freiwillige Kurse in Unfallmedizin durch. Er war ein ausgesprochen vielseitiger Chirurg und publizierte unter anderem 1913 zu-

---

5   Constantin KAUFMANN (1953–1937) Schweizer Chirurg, Gründungsmitglied mit Carl Thiem (1852–1917) und Albert Hoffa (1859–1907) der «Abtheilung für Unfallheilkunde» der Deutschen Gesellschaft für Chirurgie. 1884 Kaufmann forderte in der ersten Sitzung dieser *Abtheilung für Unfall-, Heil-und Gesetzeskunde* im September 1884 als Erster «Die Notwendigkeit der Vorbildung der Ärzte in der Unfallheilkunde» sowie «die Erhaltung und Wiederherstellung der durch die Unfallverletzungen gefährdeten Arbeitskraft» ein. Verfasser des Handbuchs für Unfallverletzungen. Mit Berücksichtigung der deutschen, österreichischen und schweizerischen Rechtsprechung in Unfallversicherungs- und Haftpflichtsachen. Für Ärzte, Versicherungsbeamte und Juristen. Stuttgart, Enke 1897.

sammen mit Carl Schlatter⁶ ein Lehrbuch der praktischen Chirurgie für Ärzte und Studierende.
1917 folgte ein Werk mit dem Titel «Unfallkunde für Ärzte, sowie für Juristen und Versicherungsbeamte».
RINTELEN apostrophiert Hermann Ludwig Gelpke in seiner Geschichte der Medizinischen Fakultät 1900–1945⁷ als «humanistischen Haudegen».
Als im Jahr 1913 die Unfallmedizin zum Prüfungsfach in den eidg. Medizinalprüfungen wird, wäre Gelpke von seinen Interessen und seinem Engagement durchaus qualifiziert, den Lehrauftrag für diese Disziplin zu erhalten, doch er ist bereits 59 Jahre alt. Dies, seine Aufgabe als Chefarzt, seine häufige Abwesenheit und seine Persönlichkeit haben vermutlich den Ausschlag gegeben, dass einem Jüngeren, dem 51-jährigen Karl Sebastian Haegler, diese Aufgabe übertragen wurde.

2. **Karl Sebastian Haegler**
1862–1916 Bürger von Liestal und Basel
a.o. Prof. für Chirurgie und Bakteriologie
1893–1904 Leiter der Chirurgischen Poliklinik am Bürgerspital
1914–1916 Kriegschirurgischer Konsiliarius in Südbaden
1913–1916 Lehrauftrag in Unfallmedizin

Auch Karl Sebastian Haegler ist ein vielseitig interessierter Chirurg. Er publiziert über Antisepsis und Asepsis und wirkt auch als Leiter des bakteriologischen Labors am Bürgerspital. Ab 1902 bietet Haegler «Übungen in der Beurteilung von Unfallverletzungen für Mediziner und Juristen» an.

---

6   Schlatter, Carl (1864–1934) 18.3.1864 Wallisellen – 19.3.1934 Zürich. Eintrag im Historischen Lexikon der Schweiz: «ref., von Wallisellen und Unterhallau (heute Hallau). Sohn des Bernhard, Arztes, und der Maria Magdalena geb. Oehninger. Elsa Lambrecht. 1890 Dr. med. in Zürich, 1893 Sekundararzt und Leiter der chirurg. Poliklinik des Kantonsspitals Zürich. 1895 PD für Chirurgie an der Univ. Zürich, 1899 a.o., 1923–34 o. Prof. für allg. Chirurgie, Wundbehandlung, Verbandlehre und Unfallmedizin. 1897 gelang S. erstmals die Totalentfernung eines Magens, 1903 beschrieb er gleichzeitig mit Robert Bayley Osgood schmerzhafte Veränderungen am oberen Ende des Schienbeins (Osgood-Schlatter-Krankheit).» https://hls-dhs-dss.ch/de/articles/014628/2011-08-09/.
7   Rintelen F.: Geschichte der Medizinischen Fakultät in Basel 1900–1945. Basel, Schwabe 1980.

Nach seinem Ausscheiden als Leiter der Chirurgischen Poliklinik gründet er die private Andlauer-Klinik am Petersgraben 11 (vis à vis Universitätsspital Klinikum 2).

3. Hans Iselin
1878–1953 Bürger von Basel
Chirurg, Orthopäde und Radiologe
1906–1920 Leiter der Chirurgischen Poliklinik am Bürgerspital
1914–1917 Kriegschirurgischer Konsiliarius in Südbaden
1917–1948 Lehrauftrag Unfallmedizin
1934 Gründung Institut für Unfallmedizin
1937 Persönliches Ordinariat für Unfallmedizin
1945/46 Interimistischer Lehrauftrag Orthopädie
1945–1953 Privates Röntgeninstitut an der Birmannsgasse 11
100 Publikationen, 50 Dissertationen
Themen: Traumatologie, Amputationen, Frakturen, Luxationen, Röntgendiagnostik, Prothetik, einfache Osteosynthesen (Cerclagen, Platten) Entwicklungsmechanik nach Roux, Radiotherapie (Mamma-Karzinom, Knochentuberkulose), Strahlenschäden, Gewerbliche Vergiftungen u.a.m.

Der Weg dreier Pioniere von der Unfallchirurgie zur Unfallmedizin

Interessen, welche Gelpke, Haegler und Iselin teilten:

1. Die Arbeit des Unfallchirurgen endet nicht mit der Operation
2. Das Ziel der Unfallchirurgie ist die Wiederherstellung
3. Unfallchirurgie braucht Forschung
4. Unfallchirurgie braucht kontinuierliche, vor allem auch praktische Aus- und Weiterbildung
5. Unfallchirurgie muss ihre gesellschaftlichen, rechtlichen und politischen Rahmenbedingungen kennen und sich mit ihnen auseinandersetzen

Die Summe dieser Interessen führt zur **Unfallmedizin.**

Eine GOOGLE-Suche mit dem Begriff «Unfallmedizin» ergibt keinen direkten Treffer, stattdessen erscheinen Einträge zu «Notfallmedizin».

NOTFALLMEDIZIN	UNFALLMEDIZIN
• Eine nicht operative medizinische Disziplin • Erstversorgung von medizinischen Notfällen vor Ort, im Rettungsdienst, bei der REGA und auf der Notfallstation • Von Chirurgen heute zunehmend als Zusatzqualifikation gesucht	• Unfallchirurgie bzw. Traumatologie • Orthopädie • Versicherungsmedizin • Arbeitsmedizin • Prävention von Unfällen und Berufskrankheiten • Begutachtung

Zu den Quellen für das heutige Referat:

a) Nachlass Hans Iselin

Der private Nachlass von Hans Iselin und seine medizinische Bibliothek wurden nach seinem Tod zwar nicht bearbeitet, sind aber dank seines Sohnes, des Pädiaters Klaus Iselin-Tanner (1913–1998) und der Enkelin Verena Serena-Iselin weitgehend intakt. Erst seit wenigen Jahren wurde eine Sichtung eingeleitet. Zur wissenschaftlichen Korrespondenz, den Separatdrucken von eigenen Publikationen und Dissertationen, der medizinischen Bibliothek und über 600 unfallmedizinischen Gutachten ist in unserem Zusammenhang vor allem das **Typoskript der Vorlesung über Unfallmedizin aus dem Wintersemester 1943/44** interessant. Es erlaubt eine vollständige Übersicht des Themenkatalogs des Faches zur Zeit des Zweiten Weltkriegs.

Für die Unfallmedizin relevante Quellen im Nachlass Hans Iselin:

- Korrespondenzen zur Unfallmedizin 1918–1953
- Skriptum Unfallmedizin 1943/44 (Typoskript von 208 Seiten)
- Kurze Geschichte der Unfallmedizin 1943 (Typoskript)
- Fachbibliothek Unfallmedizin, Chirurgie, Orthopädie, Radiologie
- Ca. 600 unfallmedizinische Gutachten (1911–1953)
- Publikationen inkl. Arbeiten von Dissertanden

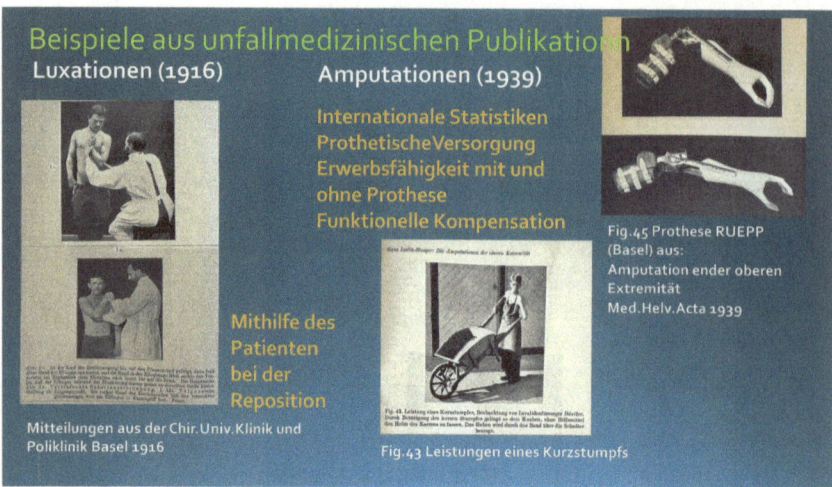

Abb. 5: Beispiele aus unfallmedizinischen Publikationen.

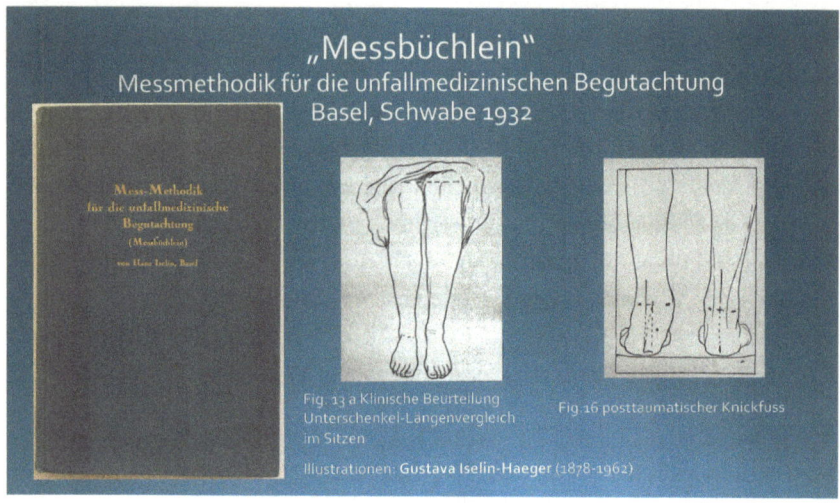

Abb. 6: Messmethodik für die unfallmedizinische Begutachtung.

In den Publikationen finden sich Arbeiten zu Luxation, Amputation, prothetischer Versorgung, Erwerbsfähigkeit mit und ohne Prothese, funktioneller Kompensation etc.

b) Aufzeichnungen der Martha Herzog

Eine weitere, **ältere Quelle** sind die Vorlesungsnotizen aus dem Nachlass einer Basler Ärztin, der Internistin Dr. **Martha Herzog** (1891-1963)[8]. Diese hatte im Wintersemester 1917/18 die erste Vorlesung von Hans Iselin über Unfallmedizin besucht und deren Inhalt in sehr präziser Form und in schnörkelloser Handschrift in einem Oktavheft festgehalten.

Martha Herzogs Vorlesungsnotizen aus der Vorlesung über Unfallmedizin im Wintersemester 1917/18 sind eine hervorragende Quelle zur Dokumentation der von Hans Iselin im Rahmen seines Lehrauftrags vermittelten Lehrinhalte: die gesetzlichen Grundlagen der Unfallversicherung, die Grundsätze der unfallmedizinischen Begutachtung, die Dauer der Arbeitsunfähigkeit mit Fallbeispielen, die Identifikation von Selbstschädigung (Simulation), die Bemessungsgrundlagen für Integritätsschäden. Parallel zu diesen spezifisch unfallmedizinischen bzw. versicherungsmedizinischen Inhalten enthalten die Notizen der Studierenden Berichte über Falldemonstrationen in der Chirurgischen Poliklinik, deren Leiter Hans Iselin zu diesem Zeitpunkt war, und Therapievorschläge für häufige Pathologien, insbesondere für die Wundbehandlung.

Wie wurde der Unterricht in Unfallmedizin in Basel 1917/18 gestaltet? Die Aufzeichnungen Martha Herzogs lassen folgenden Themenkatalog erkennen:

Im **Wintersemester 1917/18**:

- Gesetzliche Grundlagen
- Haftpflicht
- Unfallversicherung
- Unfallbegriff, Abgrenzungen Berufskrankheiten
- Arbeitsunfähigkeit vs. Erwerbsunfähigkeit
- Begutachtung, Schadens-Abschätzung, Rentenberechnung
- Täuschung, Simulation
- Therapie, Rehabilitation
- Klinische Demonstrationen

---

[8] Martha HERZOG (1891-1963) Zur Biographie und zu Auszügen aus den Vorlesungsnotizen siehe Quellen-Material im Anhang.

Im **Sommersemester 1918:**

- Abgrenzung Krankheit (Unfall), Dissimulation, Simulation
- Begutachtung
- Spezifische Pathologien, Abgrenzung normal/pathologisch im Röntgenbild
- Praktische Übungen mit Fallvorstellungen

Dazu das Beispiel einer Falldemonstration:

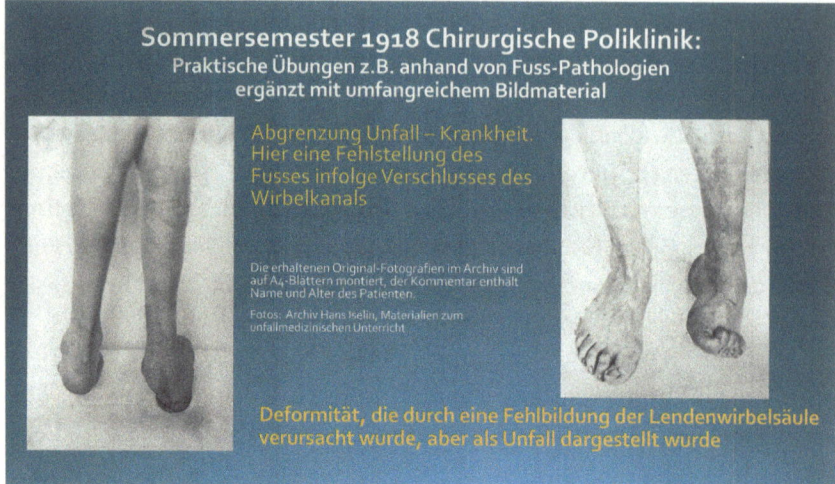

Abb. 7: Fussdeformität (Fotodokumentation aus dem Nachlass Hans Iselin).

Aus den umfangreichen unfallmedizinischen Korrespondenzen Hans Iselins nach dem Ende des Ersten Weltkriegs ergibt sich ein Bild weitverbreiteten Misstrauens und zähen Widerstandes gegen die «oktroyierte Spezialdisziplin Unfallmedizin».

1918 fordert der Klinikerverband Bern in einer Eingabe an den Bundesrat schlicht: «Unfallmedizin abschaffen!»

Ab 1920 berichten die Fachverantwortlichen verschiedener Fakultäten über Schwierigkeiten und Konflikte betreffend die Rekrutierung von Patienten für den praktischen Unterricht. Auch Hans Iselins Zugang zu Patienten für den praktischen Unterricht wurde durch den Umstand erschwert, dass er nach 1920 nicht mehr, wie seit 1907, die Leitung der Poliklinik innehatte.

Im Rahmen der 1932 eingeleiteten Revision des Reglements über die eidg. Medizinalprüfungen startete Iselin eine Umfrage unter den Lehrbeauftragten:

- Wer ist verantwortlich?
- Wie viel theoretischer, wie viel praktischer Unterricht?

Die Antworten aus Genf, Lausanne und Bern sind gleichlautend: «Federführend ist die Chirurgie, Zuzug aus den Spezialfächern».

In Zürich erklärt Prof. Zangger[9], der Lead liege seit 1912 unangefochten bei der Gerichtlichen Medizin.

Nach 1948 wurde der Lehrauftrag für Unfallmedizin in Basel von folgenden Persönlichkeiten wahrgenommen:
Fritz LANG (1902–1976)
Biographie im Historischen Lexikon der Schweiz
http://www.hls-dhs-dss.ch/textes/d/D31929.php
Henri NIGST (1919–2008)
Chirurgie in der täglichen Praxis, Handbuch der Handchirurgie
Leider konnten wir keinen Nachruf auf das Wirken Henri Nigsts finden.
Karl Martin PFEIFFER (1927–2012)
Schwerpunkt Handchirurgie
Auf ihn hat Prof. Pietro Regazzoni in SAeZ 20 einen Nachruf verfasst.
https://saez.ch/de/article/doi/saez.2012.00939/

Die vom Ansatz her multidisziplinäre Unfallmedizin ist heute keine selbständige Disziplin innerhalb des medizinischen Curriculums mehr. Der Themenkatalog der Jahre zwischen 1917 und 1948 ist heute in den Arbeitsfeldern der Orthopädie-Traumatologie, der Notfallmedizin, der Rehabilitation, der Sozial- und Präventivmedizin, der Arbeitsmedizin und last but not least der Versicherungsmedizin zu finden.

---

9 Heinrich ZANGGER (1874–1957) Schweizer Gerichtsmediziner, Arbeitsmediziner und Toxikologe. Biograpische Notiz cf. HLS: https://hls-dhs-dss.ch/de/articles/014703/ 2014-11-18/.

Historische Fragmente aus Traumatologie und Orthopädie

Vom Krüppelarzt zum Sport-Traumatologen

Werner Müller

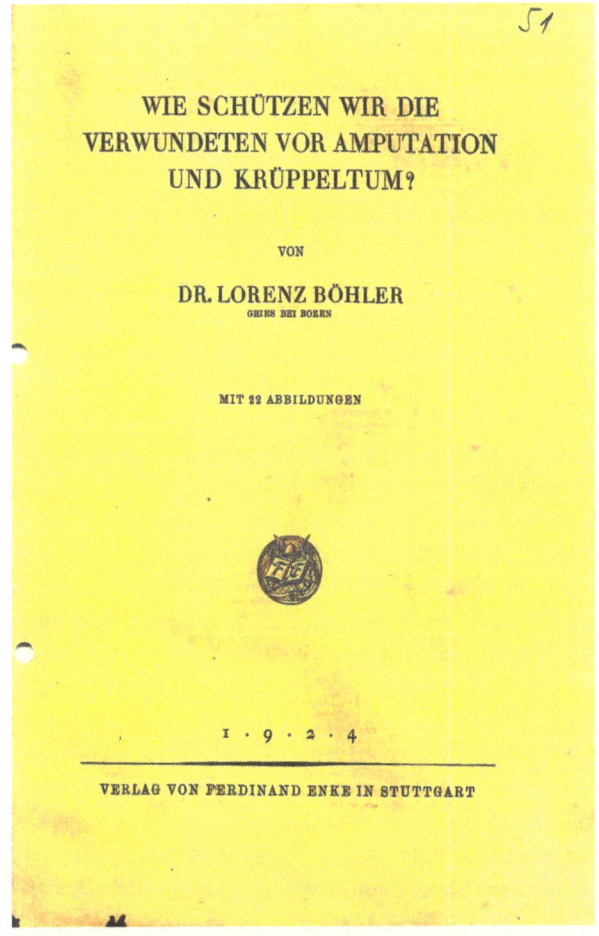

Abb. 1: Titelblatt Dr. Lorenz Böhler 1924.

LORENZ BÖHLER (1885-1973)
Pionier der Knochenbruchbehandlung

1914-1918 als Kriegschirurg in Südtirol an der italienischen Front
Ab 1916 Reserve-Lazarett spezialisiert auf Schussbrüche
1918 Kriegsgefangenschaft, Berater italienischer Militärspitäler
Ab 1919 Tätigkeit für die AUVA Allgemeine Unfallversicherungsanstalt, umfangreiche statistische Erhebungen
1925 Eröffnung Unfallkrankenhaus in Wien
1937 Besuch spanischer Militärspitäler beider Bürgerkriegsparteien[1]
1938 Mitglied der NSDAP
1945 Verlust der Lehrbefugnis
1947 Wiedererteilung der Lehrbefugnis

---

[1] Einen Einblick in Lorenz Böhlers politische Einstellung gibt Nicolas CONI in seinem Buch «Medicine and Warfare – Spanish Civil War 1936-1939» (Routledge 2008 ISBN 978-0-415-38597-8): «... One of the leading lights in the international realm of orthopaedics and traumatology during the 1930s was Lorenz Böhler, a general surgeon who had developed a special interest in fractures during the Great War and who had promoted the construction of the Vienna Accident Hospital in 1925, with 125 beds and at a cost of f.10,000. He had introduced a number of splints and, following reduction and traction (juxtaposing the bone ends and using weights to prevent muscle spasm from deforming them again), pioneered the use of the tight-fitting unpadded plaster cast. Several of the outstanding Republican exponents in this field during the civil war had made the pilgrimage to his unit, including Josep TRUETA in 1932 (who found him very dogmatic), the British surgeon Alexander TUDOR HART (Fyrth 1986: 147), and Jimeno VIDAL, and Böhler made return visits to Republican Spain during the conflict to admire the advances being developed by his former disciples (Trueta 1978: 74; Gomez Sigler 1969). This unlikely alliance may reflect the apolitical nature of medical progress-particularly since there is good evidence that Böhler also visited the Nationalist military hospitals in Burgos and Vitoria (Archivo General Militar CGG [Cuartel *General Generalisimo*] 1937a). On a less august plane, it is pleasant to record a humane instinct that strikes a chord today, even though the author was referring to the early 1930s. When visiting Germany, he had found distasteful the practice of presenting patients, who were often disrobed, to a dass of students (Bastos Ansart 1969: 206). He himself never did so; nor did he ever pull students out in front of their peers to question or examine patients, out of respect for both the patients and the students ...».

Wenige Jahre später, 1929, folgt ein Buch, das bis zum Tod des Autors 13 Mal neu aufgelegt und überarbeitet werden wird und für Generationen von Traumatologen zum Standardwerk wurde: «Die Technik der Knochenbruchbehandlung».

Im Vordergrund steht für Böhler primär die konservative Behandlung, auch wenn er später mit osteosynthetischen Methoden arbeiten wird (z. B. durch Marknagelung).

Nach der Reposition der Fragmente gilt es dabei, mittels einer **Gipshülse** diese in der **richtigen Achsenstellung festzuhalten.**

Hier das Beispiel einer proximalen Femurfraktur:

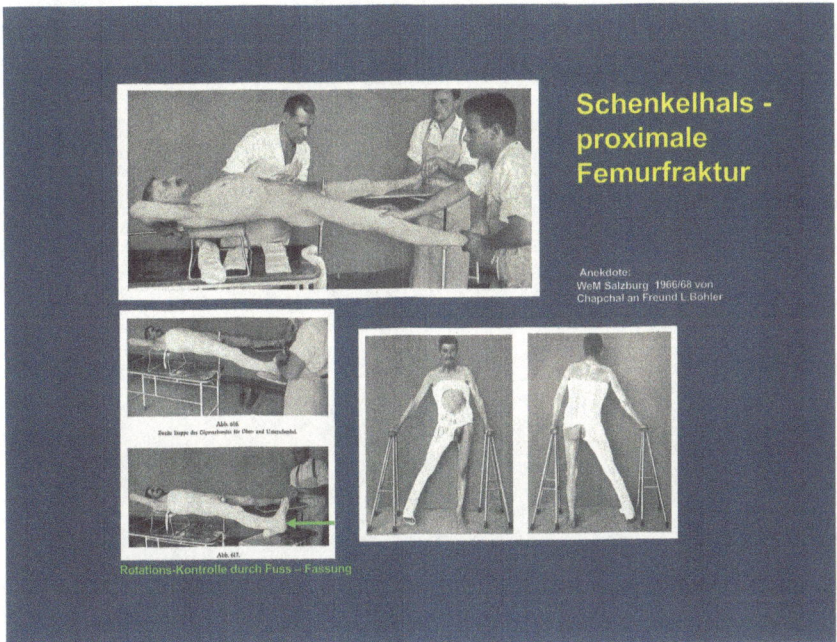

Abb. 2: Schenkelhals – proximale Femurfraktur[2].

---

2   Eine persönliche Begegnung mit Lorenz Böhler hatte Werner Müller im Oktober 1967 in Salzburg an der 3. Jahrestagung der 1965 zu Böhlers 80. Geburtstag gegründeten Österreichischen Gesellschaft für Unfallchirurgie ÖGU*. Das Thema war der Schenkelhalsbruch. Mein damaliger Lehrer Prof. George Chapchal (1911–1999) hatte ein Jahr zuvor in Basel begonnen, Schenkelhalsfrakturen mit einer Totalprothese zu versorgen, und ich hatte die Aufgabe, in seinem Auftrag die kleine erste Fallserie vorzustellen. Die Szene

Entscheidend für die Rotations-Kontrolle ist bei dieser Technik die Fussfassung der Gipshülse.

Typisch für Böhler, aber auch für seine Zeit, ist die unzensierte Darstellung der Resultate ohne Rücksicht auf Persönlichkeitsrechte der Patienten, aber auch ohne Selbstzensur und Beschönigung, wie eine Parade von 14 Männern nach der Behandlung von Oberschenkelschaftbrüchen zeigt.

Beeinträchtigt werden die Resultate durch Beinverkürzung und Beckenschiefstand sowie durch Rotationsfehler, die in der Fuss-Stellung abzulesen sind.

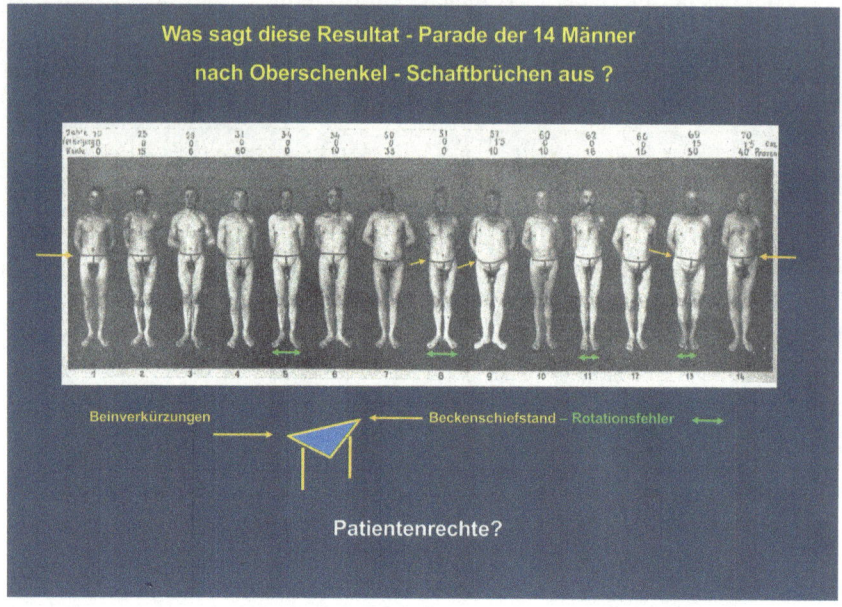

Abb. 3: Lorenz Böhler: Parade von 14 Männern nach Oberschenkelschaftbrüchen. Die Legende zur Abbildung lautet: «Darstellung der 14 unfallversicherten Oberschenkelschaftbrüche, welche 1927 behandelt wurden. Fälle 9, 13 und 14 haben eine Verkürzung von 1–5 cm infolge leichter Varusstellung, weil das Bein zu früh belastet wurde. Bei allen Verletzten ist oben das Alter, die Verkürzung und die Rente eingetragen.»

---

war eindrücklich. Im voll besetzten Hörsaal thronte Lorenz Böhler würdevoll, gottgleich seitlich auf einem hohen Sessel. Mein Beitrag wurde gemässigt positiv entgegengenommen, und als ich ihm die Grüsse meines Patrons Chapchal überbrachte, meinte er lakonisch: «Na dann grüssens mir den Chapchal». * https://www.unfallchirurgen.at/veranstaltungen/archiv-oegu-veranstaltungen/.

Die Messgrössen sind also Alter, Verkürzung und Rente, und als Kausalfaktor wird lediglich die «zu frühe Belastung» erwähnt. Ist der Patient immer selbst schuld?

Eine Reposition kann bei der konservativen Behandlung häufig nur über eine **Extension gesichert** werden. Dazu werden Bohrdrähte durch das Fersenbein, den distalen Femur oder bei der Oberarmfraktur durch das Olekranon (am Ellbogen) geführt und als Halterung für Zugbügel verwendet. **Beweglichkeit** und **Muskelkräftigung** sind für Böhler integrale Elemente des Behandlungskonzepts, wie das Bild einer vom Patienten zu betätigenden Bewegungsschiene zeigt (Abb. 4). Heute verwenden wir dazu die motorisierte Kinetec-Schiene.

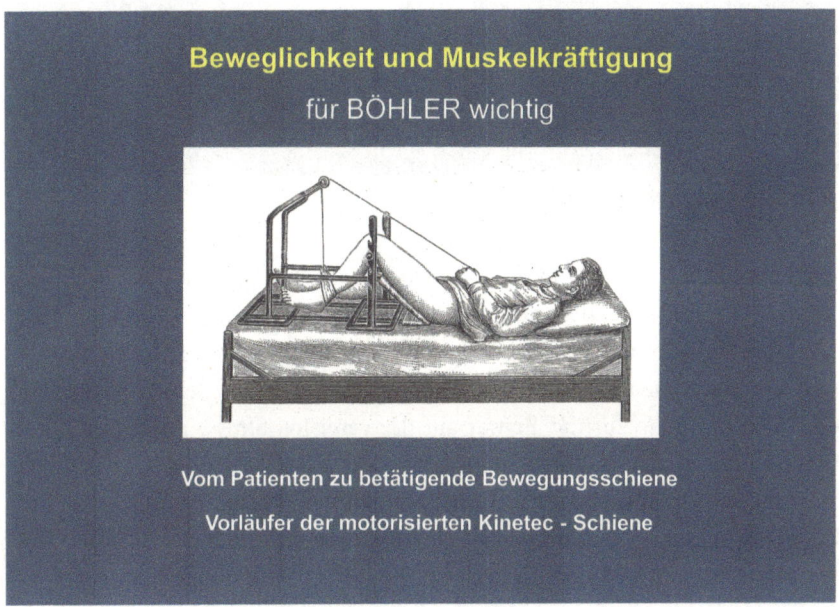

Abb. 4: Apparat nach Lorenz Böhler zur Eigenmobilisation.

Trimalleolare Knöchelfrakturen

Auch trimalleolare Knöchelfrakturen, bei denen das obere Sprunggelenk auseinandergesprengt wird, wurden von Böhler konservativ behandelt.

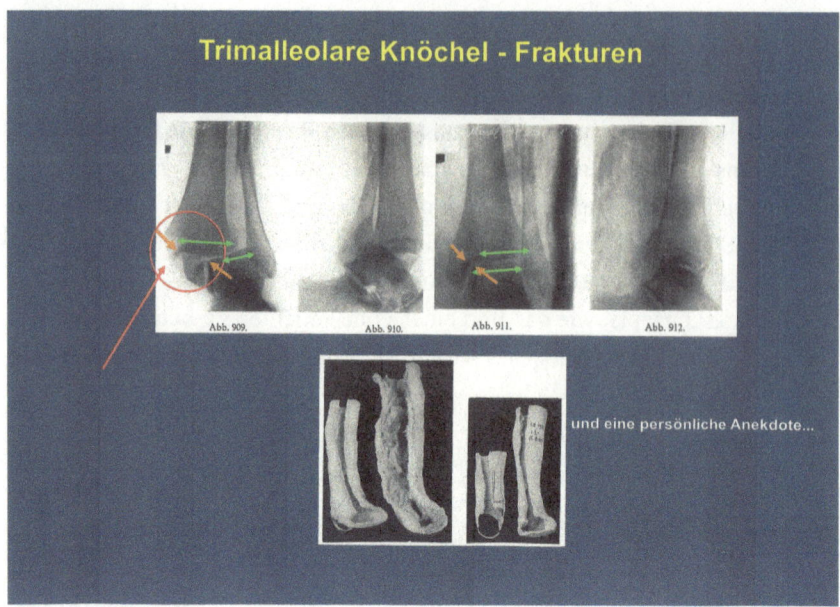

Abb. 5: Trimalleolare Knöchelfrakturen.

Abb. 5 zeigt die Röntgenbild-Dokumentation eines eigenen Falls mit dem Resultat am Ende der Behandlung – dazu eine persönliche Anekdote: Während der Skiferien auf der Riederalp (VS) mit meiner Familie brachten meine vier Söhne meinen damals achtzigjährigen Vater auf dem Schlitten von einem Spaziergang zurück. Er war auf der vereisten Strasse ausgeglitten und bei der klinischen Untersuchung war mir schnell klar, dass das obere Sprunggelenk gesprengt sein müsse. Die Röntgenaufnahme im Spital Brig bestätigte meinen Verdacht einer Trimalleolarfraktur. Wir entschlossen uns, konservativ, nach Böhlers Methode zu reponieren und zu fixieren. Mein damaliger, sehr skeptischer Chef Prof. Martin Allgöwer verlangte, die Aufnahmen vor und nach der Reposition zu sehen, und musste anerkennen, dass die Fragmentstellung perfekt war. Auch das klinische Resultat war positiv.

Mein persönlicher Werdegang als Orthopäde, Traumatologe und Unfallmediziner kann auch als Weg **vom Krüppelarzt zum Sport-Traumatologen** beschrieben werden.

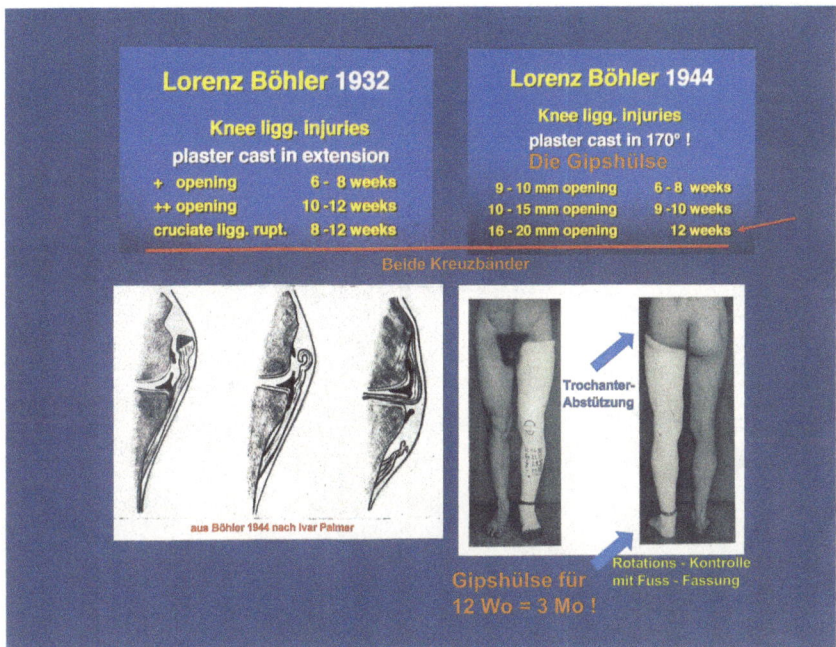

Abb. 6: Lorenz Böhler: Bandverletzungen im Kniegelenk.

Ich werde dies anhand der **Bandverletzungen am Knie mit Kreuzbandrissen** erläutern.

Böhler rechnete für die konservative Behandlung einer derartigen Verletzung eines **am Trochanter maior abgestützten Oberschenkelgipses mit Fussfassung** mit 12 Wochen (**3 Monaten**).

Operative Wiederherstellung des Bandapparates

Mit den seit Mitte des 20. Jahrhunderts möglich gewordenen operativen Methoden zur Wiederherstellung des Bandapparates haben sich völlig neue Möglichkeiten ergeben.

Dabei rückte für mich als Fussballbegeisterten (und treuen Anhänger des FC Basel) der plastische Ersatz des vorderen Kreuzbandes unter Wiederstellung des hinteren Eckpfeilers immer mehr in den Fokus.

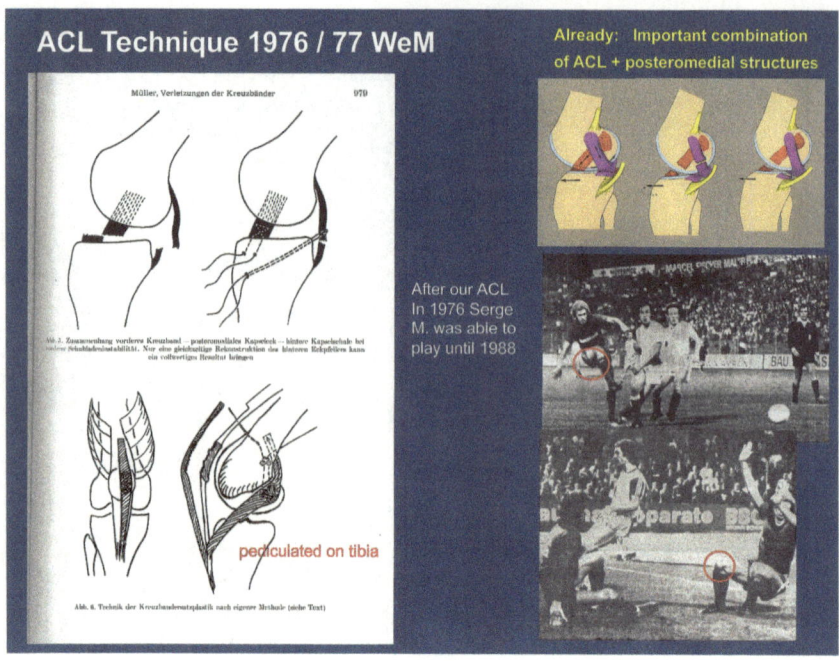

Abb. 7: Werner Müller: Technik der Kreuzbandplastik.

Beim bekannten Schweizer Fussball-Internationalen Serge M. (FC Grenchen, FCB, YB) durfte ich 1976 eine Kreuzbandplastik nach dieser Methode durchführen. M. konnte danach seine Profi-Karriere bis 1988 weiterführen und war anschliessend bis 1997 als FIFA-Schiedsrichter im Einsatz.

Der Orthopäde als «Krüppelarzt»

Der französische Chirurg und Orthopäde **François CALOT** (1861–1944) hat früh auf die Unverzichtbarkeit der Orthopädie für die ärztliche Praxis hingewiesen. Sein Buch mit dem Titel **«Orthopédie indispensable»** wurde erstmals 1909 publiziert und mehrfach wieder aufgelegt, nach 1918 angereichert durch seine kriegschirurgischen Erfahrungen.

Zentrale Bedeutung hat dabei die Korrektur von Knochendeformationen durch unzweckmässig behandelte Frakturen.

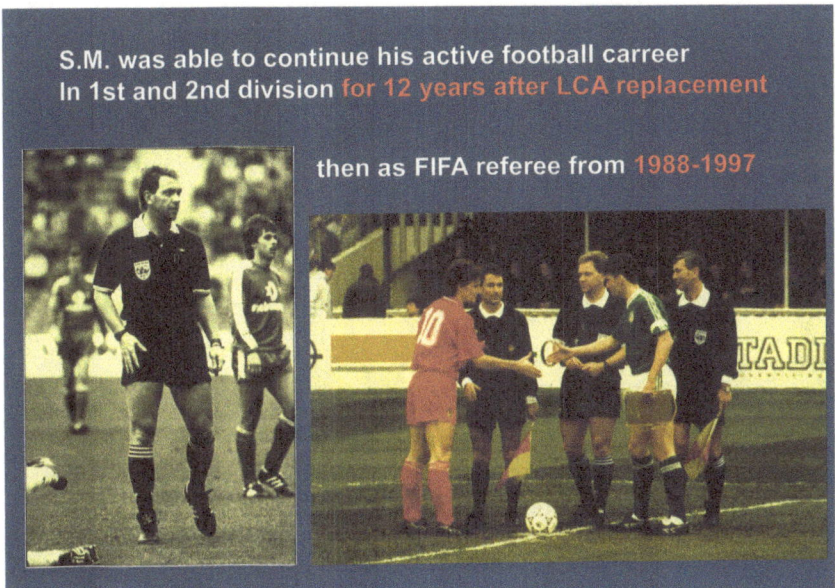

Abb. 8: Serge M. im Einsatz als Aktiver und als FIFA-Schiedsrichter.

Eine brachiale Methode zur Korrektur war die **Osteoklasie** (das Brechen des Knochens) mittels eines Osteoklasten (Knochen-Brechers), z. B. eines Schraubstocks, wie ihn RIZZOLI[3] 1849 als *macchinetta ossifraga* vorgestellt hatte.

Die Entwicklung der **Osteotomie** (des Schneidens des Knochens) bedeutete einen grossen Fortschritt, indem der Knochen unter Schonung der Weichteile geschnitten und reponiert werden konnte. Calot konnte bereits 1926 grosse Erfolge durch Osteotomie vorweisen, wie die Beispiele in Abb. 10 zeigen. Beachtenswert vor allem der Grad der Achsenkorrektur, der erzielt werden konnte.

Wir haben die Osteotomie-Technik vor allem in der Behandlung von Knie-Arthrosen angewendet und in über 1000 Fällen über 40 Jahre perfektioniert, um mittels Entfernung eines Keils eine Umstellung der Achse und damit eine Entlastung des Gelenks zu erzielen.

---

[3] Francesco Rizzoli (1809–1888) italienischer Arzt, Chirurg und Politiker.

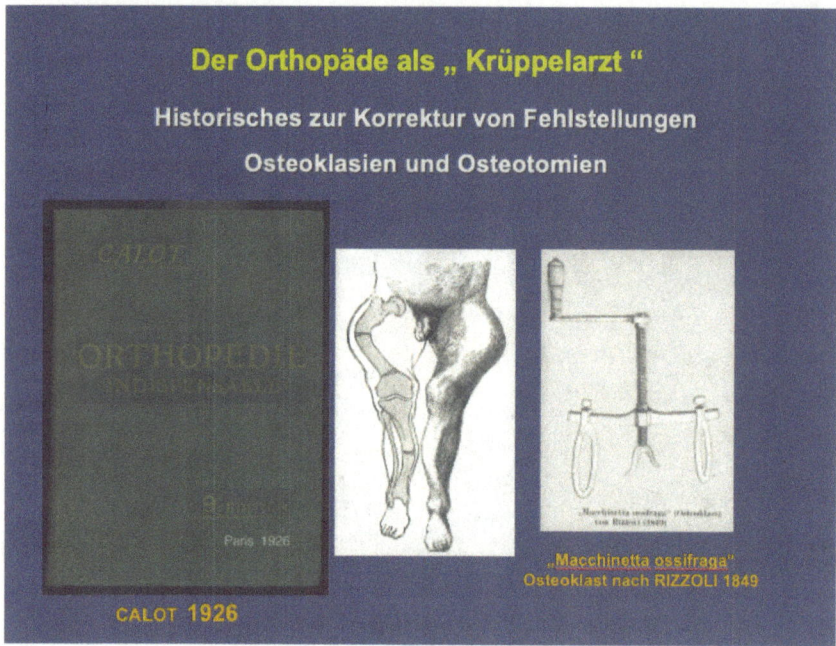

Abb. 9: Defektheilung, Knochenbrecher nach Rizzoli.

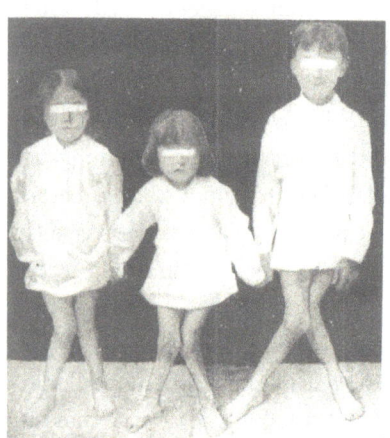
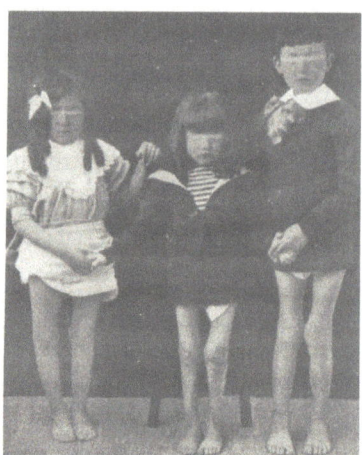

Abb. 10: CALOT (1926) Resultate nach Osteotomie.

Die Tibiakopf-Osteotomie blieb in den 20 Jahren zwischen 1964 und 1984 die Methode der Wahl, nicht zuletzt weil die angebotenen Allo-Prothesen für

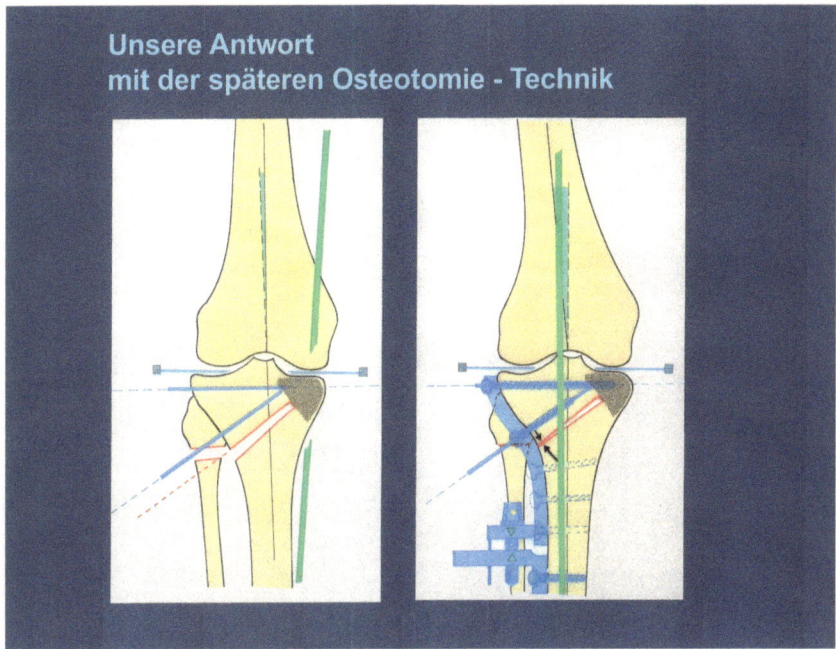

Abb. 11: Tibiakopf-Osteotomie. Weiterentwicklung der Technik nach Werner Müller.

das Kniegelenk entweder funktional noch nicht genügend ausgereift oder von begrenzter Lebensdauer waren, d.h. innert 10 Jahren ersetzt werden mussten.

Erst zwischen 1980 und 1999 nahm die Zahl der Knie-Prothesen stark zu und die Zahl der Osteotomien reduzierte sich markant. Im Kantonsspital Bruderholz (BL) waren es 1990 noch 62 Osteotomien und 23 Prothesen gewesen, 1999 noch 32 Osteotomien gegen 104 Prothesen.

Die Anfänge der Allo-Arthroplastik am Kniegelenk

1965/1966 fand im Felix-Platter-Spital ein internationales Symposium mit geladenen Teilnehmern statt, die bereits Erfahrungen mit Allo-Arthroplastiken hatten, darunter David L. MacIntosh (1914–2013), Sir Harry Platt (1886–1986) u.a.

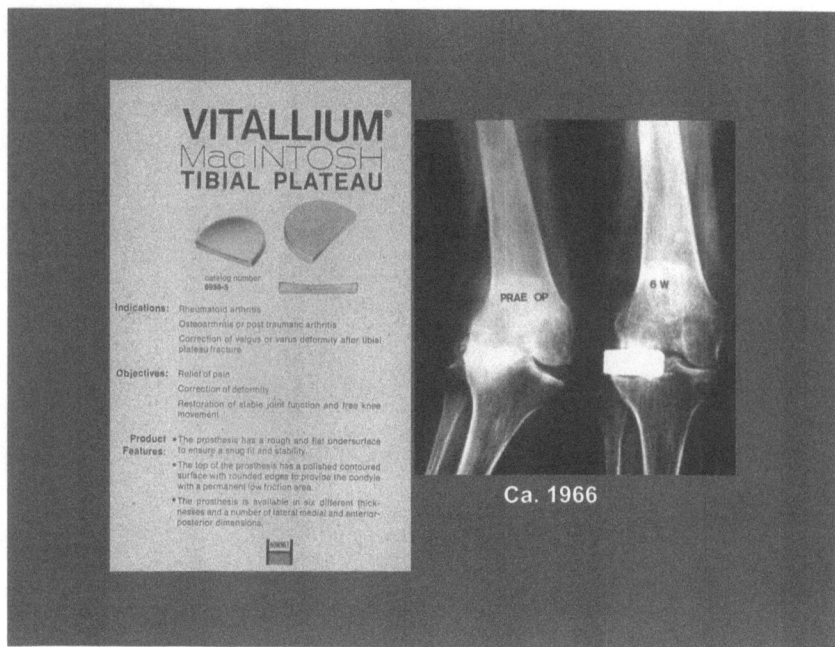

Abb. 12: MacIntosh Inlay.

Der **MacIntosh Inlay** war eine Einlage-Platte zur Entlastung des Tibia-Plateaus. Damit liess sich eine gute Achsen-Ausrichtung der Varus- bzw. Valgus-Belastungsachse sowie eine gute postoperative Beweglichkeit erzielen. Leider tendierten die ohne Fixation ins Gelenkbett eingelegten Inlays bald zu Dislokationen.

Der **Cup of Sir Harry Platt** war eine metallene Kappe, die den Kondylen aufgesetzt wurde mit dem Ziel glatter Gelenkflächen. Hier bestand das Risiko eines Ermüdungsbruchs.

Die ersten **Scharnier-Prothesen** für den Gelenksersatz am Knie wurden unabhängig voneinander in den Jahren 1954 und 1957 von Leslie Gordon Percival **SHIERS** und Börje **WALDIUS** (1913–1998) vorgestellt. Die **GUEPAR** Scharnier-Prothese, ab 1970 im Einsatz, brachte eine Verbesserung: durch weiter dorsal und proximal positionierte Achse dem physiologischen Roll-Gleitmechanismus näherzukommen. Dazu kam ein Patella-Schild, aber noch immer öffnete sich diese Prothese wie ein Buch. Weichteilprobleme waren häufig.

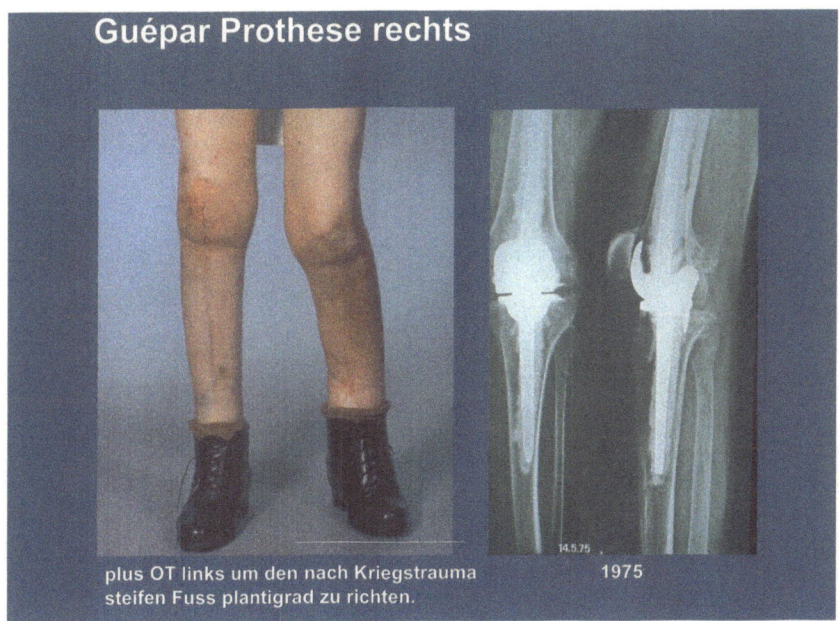

Abb. 13: GUEPAR Scharnier-Prothese: Guépar-Prothese rechts und Osteotomie links, um den nach Kriegstrauma steifen Fuss plantigrad zu richten.

Bei der **Gschwend-Scheier-Bähler Prothese,** ebenfalls nach 1970 im Einsatz, konnte die Achse in Flexion wandern, aber seitlich wurde sie straff geführt.

Schliesslich konnte mit der **Deane Prothese,** in der eine Streckung festen Schluss bei der Belastung erreicht, mit zunehmender Beugung auf dem hinteren Kugelgelenk Rotationsfreiheit erreicht werden. Diese funkionelle Rotations-Möglichkeit ermöglicht ein wesentlich besseres Gangbild. Problematisch war hier die Material-Abnützung, welche bereits nach 10 Jahren einen Wechsel nötig machte.

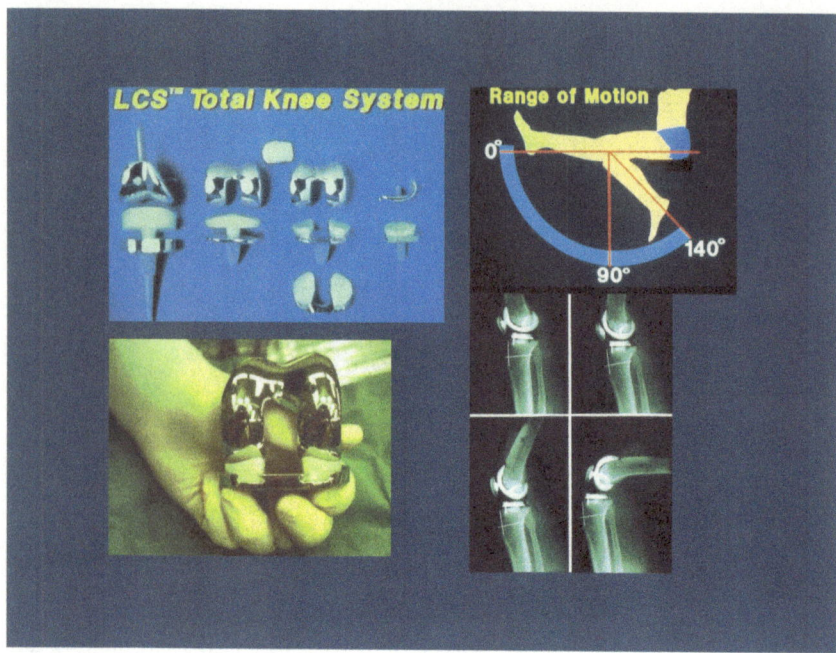

Abb. 14: LCS Total Knee System.

Einen weiteren Fortschritt brachte die **LCS – Low Contact Stress Prothese**, mit kongruentem Oberflächen-Kontakt in Streckung und einer besseren Verteilung der Last und weniger Verschleiss auf mobilen Bearings. Das LCS Total Knee System ermöglicht einen Bewegungsbereich zwischen Streckung und Flexion von 0° bis 140°.

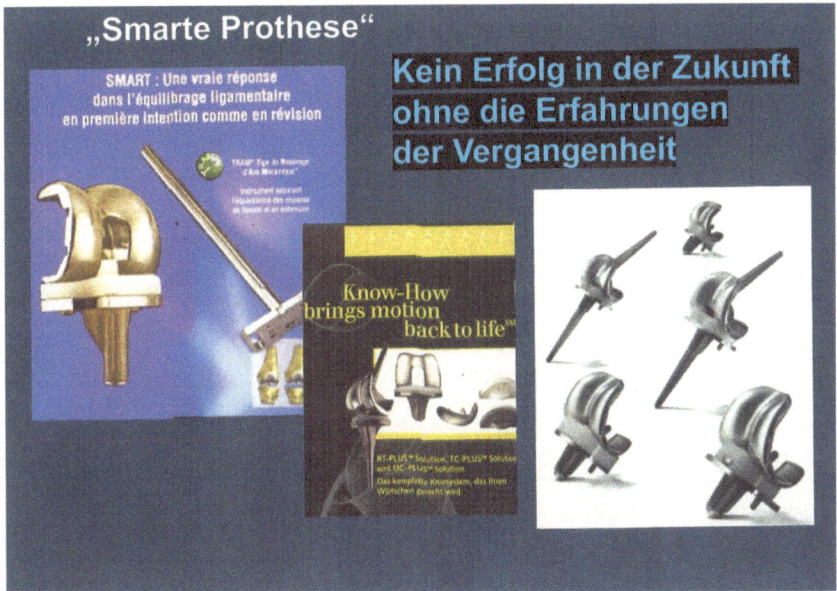

Abb. 15: SMART-Prothese.

Die «SMART»-Prothese schliesslich verspricht «eine wahre Antwort im ligamentären Belastungsausgleich sowohl beim Ersteingriff wie bei der Revision».

Wie geht es weiter? Die Navigation eröffnet neue Möglichkeiten zur präzisen Platzierung von Implantaten. Der intensive Wettbewerb wird weitere neue Prothesen bringen. Doch noch immer gilt:
Kein Erfolg in der Zukunft ohne die Erfahrungen der Vergangenheit.

Geschichte der Suva-Medizin

Christian Ludwig

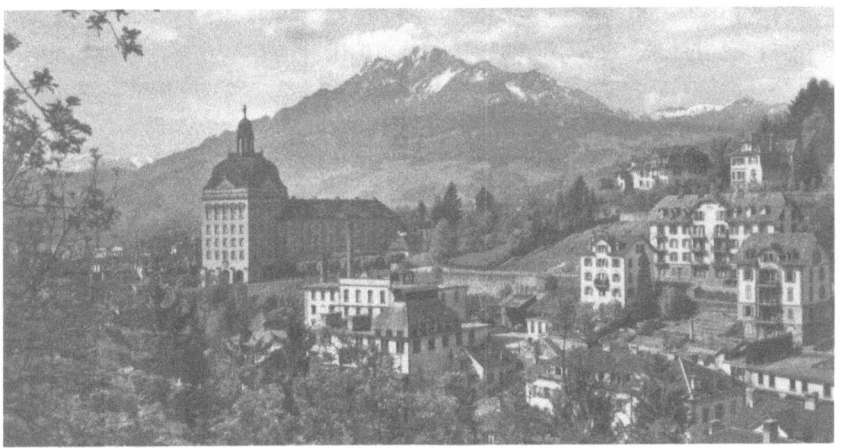

Abb. 1: Suva-Gebäude[1] an der Fluhmattstrasse 1, Luzern (ca.1918).

Am 1. April 1918 nimmt die Schweizerische Unfallversicherungsanstalt, kurz Suva, ihren Betrieb auf.

Die Suva verfügt von Beginn weg über einen eigenen medizinischen Dienst. Dieser hat den ärztlichen Support der Schadenabwicklung sicherzustellen, durch

- Kausalitätsbeurteilungen
- Überprüfung medizinischer Massnahmen
- Zweitmeinungen
- Arbeitsfähigkeitsbeurteilungen
- Fallabschlussuntersuchungen

---

1 Erbaut 1914–1915 von den Architekten Otto & Werner Pfister, Zürich. Nach der Fertigstellung wurde das Gebäude zunächst von der Armee requiriert und als Militär-Sanitätsanstalt (MSA) genutzt.

- Mitwirkung bei der Rechnungskontrolle
- Engagement der Suva-Ärzte im Bildungswesen

Zwischen 1918 und 1954 steht die **Unfallmedizin** im Zentrum der Tätigkeit

- Prekäre Erstversorgung von Verletzten
- Suva-Werkspitäler auf Grossbaustellen
- Chirurgie im Umbruch (Röntgen, Anästhesie)
- Neben ihrer versicherungsmedizinischen Kerntätigkeit beraten Suva-Kreisärzte die behandelnden Kollegen in praktischen, unfallmedizinischen Belangen
- Medizinische Mitteilungen (heute Suva Medical)
- Schweizerische Gesellschaft für Unfallmedizin und Berufskrankheiten
- Bäderheilstätte ‹Zum Schiff› in Baden

In dieser Periode wirken 3 Oberärzte (nach heutiger Terminologie Chefärzte):
1916–1934 Dr. med. Daniele Pometta
1934–1950 Prof. Dr. med. Friedrich Zollinger
1951–1954 Prof. Dr. med. Fritz Lang
   Dieser wird ab 1954 bis 1970 als Direktor der Suva amten

Zwischen 1955 und 1980 erfolgt eine zunehmende Spezialisierung

- Ausbau des Gewerbeärztlichen Dienstes
- Berufskrankheiten des Bewegungsapparates
- Begutachtungsstation
- Lehrbuch Versicherungsmedizin
- Arbeitsmedizin und Versicherungsmedizin etablieren sich innerhalb der Sozial- und Präventivmedizin sowie in der Suva als eigene Fachrichtungen bzw. Abteilungen
- Nachbehandlungszentrum Bellikon (heute Rehaklinik Bellikon)

In dieser Periode wirken als ärztliche Leiter:
1955–1970 Dr. med. Arthur Tillmann
1979–1980 Prof. Dr. med. Ernst Baur

1981–2000 folgt eine Periode der Professionalisierung:
- Neues Unfallversicherungsgesetz
- unfallähnliche Körperschädigungen
- Integritätsschäden
- Schleudertrauma der Halswirbelsäule
- Zunahme rechtlicher Auseinandersetzungen
- Neurologische und psychiatrische Begutachtung
- Gutachterkurse
- Rehabilitationsklinik in Sion (Clinique Romande de Réadaptation)

Die Chefärzte dieser Periode:
1980–1993 Prof. Dr. med. Hans Schlegel
1993–2000 Dr. med. Erich Ramseier

2001–2018 **Public Health** wird ein zentrales Thema:

- Gutachtenclearing
- Health Technology Assessment
- Versorgungsforschung (Suva-Forschungsförderung)
- Weiterbildungsstätte ‹Prävention und Gesundheitswesen›
- Swiss Insurance Medicine SIM
- Akademische Verankerung der Versicherungsmedizin an der Universität Basel
- Swiss Academy of Insurance Medicine (asim)
- Fachstelle Evidence-based Insurance Medicine (EbIM) des Departements Klinische Forschung

Ab 2001 wirkt
Dr. med. Christian Ludwig M.H.A. als Chefarzt.

Wie hat sich die Suva-Medizin über ein Jahrhundert entwickelt?

- Die Suva-Medizin hat in den vergangenen 100 Jahren die Entwicklung der Versicherungsmedizin, der Arbeitsmedizin und der Unfallrehabilitation massgeblich mitgeprägt.

- Die versicherungsmedizinischen Kernaufgaben haben sich im Laufe der Zeit nicht verändert.
- Hingegen haben sich die komplementären Aufgaben der Suva-Ärzte gewandelt: Unfallmedizin → Public Health.

www.suva.ch

Lorenz Böhlers Konzept der Knochenbruchbehandlung am Beispiel der Wirbelverletzungen

Mit einem Dokumentarfilm aus dem Jahr 1934

Walter Dick

Lorenz Böhler (1885–1973) hatte mit einem umfassenden Konzept zur Knochenbruchbehandlung und -nachbehandlung aus einer Hand den Vorstand der österreichischen Allgemeinen Unfallversicherungsanstalt überzeugt, 1925 das erste spezialisierte anstaltseigene Unfallkrankenhaus in Wien zu errichten, dessen Direktor er wurde. 1929 erschien sein Buch «Die Technik der Knochenbruchbehandlung», in dem er seine Behandlungsmaximen darlegte und dazu metikulöse Anweisungen für jede einzelne Fraktur gab:

– rasche Diagnose
– schmerzlose Reposition
– ununterbrochene Ruhigstellung des verletzten Skelettabschnittes
– aktive Bewegung aller nicht verletzten Abschnitte

Oberstes Ziel war, dass der Patient am Ende der Behandlung *beweglicher und kräftiger als vor der Verletzung* sein müsse.

Ausserhalb seiner Schule wurde sein Konzept jedoch oft auf die Gipsruhigstellung verkürzt und die Atrophie als deren Folge moniert. Dass aber bei konsequenter täglicher aktiver Beübung das Ziel tatsächlich erreicht werden konnte, zeigt am Beispiel der Wirbelbruchverletzungen spektakulär ein erhaltener Böhler-Film von 1934.

Bei der Übungsbehandlung setzte Böhler äusserst geschickt und motivationsfördernd Gruppendynamik, Anleitung und Hilfestellung für Frischverletzte durch «ältere» Patienten, Partnerübungen und gemeinsames Turnen von stationären und ambulanten Patienten ein.

Unter den Wiener Kollegen stiess Böhler mit seinen Ideen, seinem «Kochbuch» mit straffen (aber durch Dokumentation der Resultate letztlich ‹evidenzbasierten›) Anweisungen lange Zeit auf Ablehnung: Eine Biographin (Inge Lehne 1991) schreibt dazu: «man lächelt ein bisschen über die muskelprotzenden, turnenden ‹Böhlerboys›.»

Wäre eine solche Übungsbehandlung heute überhaupt noch zumutbar?

Der Selbstversuch einer abgestürzten Hochseilartistin, die jede Operation ablehnte, bestätigt, wie wir zeigen können, die Machbarkeit und ein perfektes Resultat.

Stichworte zum Konzept der Knochenbruchbehandlung nach Böhler:

- festgelegte Behandlung für jeden einzelnen Frakturtyp
- durchgehende Behandlungspfade aus einem Guss mit lückenloser Kontrolle
- schmerzfreie Reposition der Fragmente
- ununterbrochene Ruhigstellung nur des verletzten Skelettabschnittes
- schmerzfreies, maximales, tägliches Bewegungs- und Belastungstraining des ganzen übrigen Körpers
- perfekte Gipstechnik
- motivationsfördernde Modalitäten der Bewegungsübungen
- Dokumentation
- Behandlungsziel bei Wirbelbrüchen: «beweglicher und kräftiger als vor der Verletzung»

Lorenz Böhler liess 1934 im Unfallkrankenhaus Wien-Webergasse einen Film über seine Methode der Behandlung von Wirbelbrüchen aufnehmen.

Wir zeigen diesen Film in voller Länge.

Offene Frakturen in der Geschichte

Norbert P. Südkamp
Universitätsklinikum Freiburg
Klinik für Orthopädie und Unfallchirurgie

1907 veröffentlichte der kaiserliche Marine-Oberassistenzarzt Dr. phil. Dr. med. Karl Jäger erstmals einen Atlas mit dem Titel «Beiträge zur frühzeitlichen Chirurgie» mit Abbildungen, auf denen u. a. Röhrenknochen mit Kallusbildung zu sehen waren.

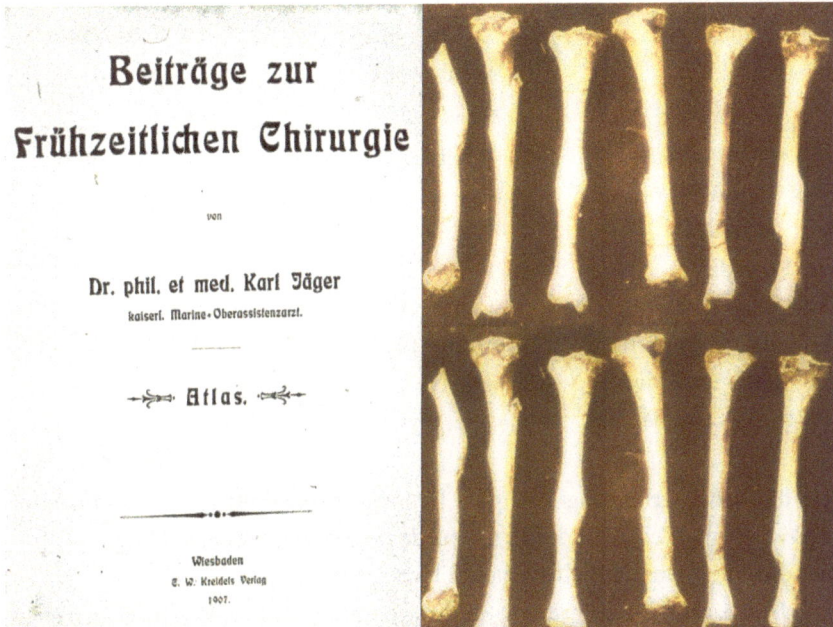

Abb. 1: Frühzeitliche Chirurgie.

Es ist kaum anzunehmen, dass derartige Heilungsvorgänge nach komplexen offenen Frakturen mit ausgedehnten Weichteil-, Gefäss- und Nervenverletzungen zustande kamen, wie wir sie in der Unfallchirurgie leider täglich sehen.

Es lohnt sich deshalb, zurückzublenden und zu fragen, welche Prognose eine offene Fraktur für den Verletzten in der Vergangenheit zu verschiedenen Zeiten bedeutete.

Ich habe die Zeitabschnitte in verschiedene Jahrhunderte eingeteilt und benannt:

Die Jahrhunderte
der Finsternis   Urzeit bis 7. Jahrhundert v. Chr.
der Klarheit   7. Jahrhundert vor bis 4. Jahrhundert n. Chr.
der Erneuerung   16.–17. Jahrhundert
der Vernunft   17.–18. Jahrhundert
der Wahrheit   18.–19. Jahrhundert

und aus Sicht der Medizin Behandlungsperioden definiert, welche Behandlungsmethoden verfügbar waren:

Die Periode
der Lebenserhaltung   Urzeit bis Ende des 1. Weltkriegs
des Extremitätenerhalts 1. Weltkrieg bis 1950
der Infektvermeidung   1950–1990
des Funktionserhalts   1990–

Für die **Lebenserhaltung** sind gute **Repositionstechniken**, wie sie von **Hippokrates**, von **Celsus** und von **Galen** beschrieben wurden, wichtig. Wir finden diese auch in mittelalterlichen Bildzeugnissen.

Im 16. Jahrhundert konnte **Ambroise Paré** (1510–1590) vielen Verwundeten durch eine **Amputation** der verletzten Extremität das Leben retten.

Napoleons Feldarzt, der Chirurg **Dominique Jean Larrey** (1766–1842) perfektionierte die Amputationstechnik durch schnell durchgeführte Eingriffe unweit der Kampfzone, konnte jedoch nur das Leben von 3'167 (24 %) der von ihm insgesamt 13'173 notfallmässig Amputierten retten.

Etwas besser waren die Resultate im amerikanischen Bürgerkrieg von 1861–1865, wo insgesamt 29'980 Amputationen durchgeführt wurden. Die Letalität nach Oberschenkelamputationen lag aber immer noch bei 54 %, nach Unterschenkelamputationen bei 33 %.

Theodor Billroth (1829–1894), von 1860–1867 in Zürich tätig, nahm bei 93 Verletzten mit offenen Unterschenkelfrakturen 28 Amputationen vor. Insgesamt starben 36 der 93 Patienten (38 %).

Die Einführung der Antisepsis mittels Phenols durch Joseph Lister (1827–1912) im Jahr 1867 läutete das Zeitalter der Asepsis in der Chirurgie ein, konnte jedoch das Schicksal von Patienten mit offenen Frakturen nicht nachhaltig verbessern.

Die 1884 von Schimmelbusch (1860–1895) eingeführte **Dampfsterilisation** des OP-Materials öffnete den Weg von der Antisepsis Listers zur Asepsis.

Paul Fürbringer (1849–1930) standardisierte ab 1888 die präoperative **Händedesinfektion**, der gleichaltrige Antonio Grossich (1849–1926) hatte bereits ab 1886 begonnen, das **Operationsfeld präoperativ zu desinfizieren**. Als Erster verwendete Paul Leopold Friedrich (1864–1916) **Gummihandschuhe** bei Operationen.

Die Periode der **Extremitätenerhaltung** wurde durch das Werk von Lorenz Böhler (1885–1973) geprägt.

Seine im 1. Weltkrieg gewonnenen Erfahrungen veranlassten ihn 1925, das Unfallkrankenhaus Wien zu gründen.

1929 erfolgte die erste Publikation seines Klassikers, der «Technik der Knochenbruchbehandlung» (13 Auflagen). Seine wichtigsten Regeln in der Knochenbruchbehandlung waren

– die Einrichtung (Reposition) der Fraktur
– die ununterbrochene Ruhigstellung (durch einen Gipsverband) und
– die Beübung aller frei beweglichen Gelenke.

Ein weiterer Impulsgeber der Behandlung offener Frakturen war Robert Danis (1880–1962) mit der Entwicklung der **Plattenosteosynthese**. Ihm folgte Gerhard Küntscher 1900–1972) 1939 mit dem von ihm entwickelten **Marknagel** für das Femur.

Selbstkritisch schrieb Küntscher 1950: «Wenn es zu einer Schädigung des Endosteums durch den Vorgang der Marknagelung oder durch eine Infektion kommt, wird der gesamte Bruchbereich nekrotisch werden.»

Die **Periode der Infektvermeidung** war geprägt vom Wirken der Arbeitsgemeinschaft für Osteosynthesefragen AO (heute AO Foundation) und deren Protagonisten M. Allgöwer, M. E. Müller, H. Willenegger und R. Schneider. Diese setzt von Anfang an konsequent auf folgende Themen:

- Ausbildung von Ärzten und OP Personal, Verbreitung der Technik
- Entwicklung von Implantaten, Instrumenten und OP Techniken
- Grundlagenforschung mit den Themen:
  - Biomechanik
  - Knochenheilung
  - Metallurgie
  - Osteoporose
- Nachkontrollen, Dokumentation

Der Periode der Infektvermeidung schliesst sich die Periode der **Funktionserhaltung** an.

Entscheidend geprägt wurde diese Periode durch Kenntnisse und Berücksichtigung der spezifischen **Pathophysiologie** der offenen Fraktur:

- im Rahmen eines Polytraumas
- in der Erfassung des Weichteilschadens
- in der Berücksichtigung der Knochenvaskularität
- über Kenntnisse der Knochenheilung

Dazu brauchen wir

- Managementprotokolle
- Scoresysteme
- Weichteilschonende Osteosyntheseverfahren
- Plastische Chirurgie

Ein negatives Beispiel war der schwedische Formel-1-Rennfahrer Ronnie Peterson, der sich am 10. September 1978 in einer Massenkarambolage in Monza mehrfache offene Frakturen beider unteren Extremitäten und zusätzlich Brandverletzungen zuzog. Er wurde nach einer trotz rascher Hilfe durch Fahrerkollegen primär zögerlich verlaufenen Rettung sofort umfassend operativ versorgt, obwohl er polytraumatisiert war. Er starb bereits am folgenden Tag an Fettembolien.

Heute gelingt es in einem solchen Fall, mit einem routinemässigen initialen Trauma Scoring eine präzise Abwägung der notwendigen und möglichen Interventionen und des Timings der operativen Schritte solche letalen Verläufe zu vermeiden.

Selbst in Fällen wie den grossflächigen Gewebezerstörungen (Abb. 2a, oben) auf den folgenden Abbildungen gelingt es mit radikalem Débridement und dem Einsatz des Fixateurs externe (Abb. 2b, unten links), Resultate wie das in Abb. 3 gezeigte zu erzielen.

Wir benötigen für die Osteosynthese anatomisch angepasste Platten und für die Überbrückung fehlender Gewebepartien nicht selten komplexe Lappenplastiken (Abb. 4).

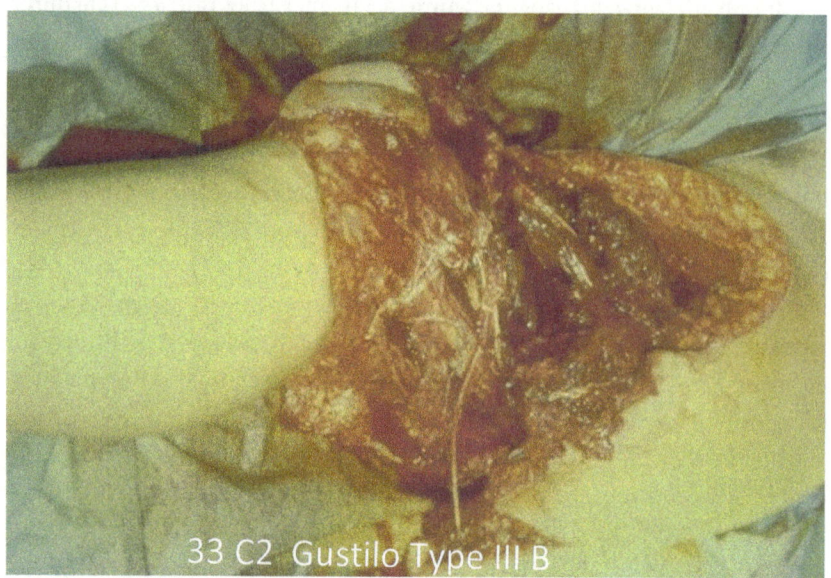

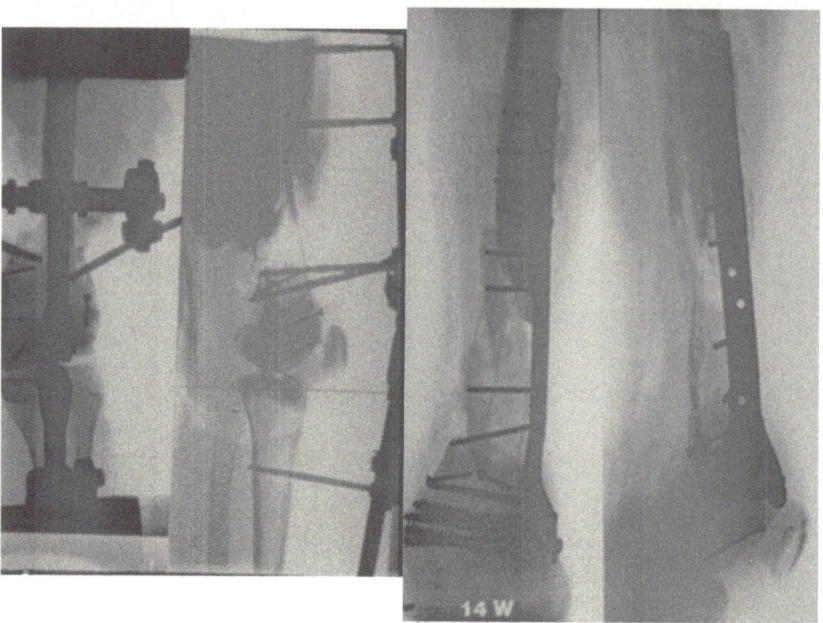

Abb. 2a–c: Offene Fraktur GUSTILO Typ IIIB vor dem Débridement. Röntgenaufnahmen nach Fixateur externe (Mitte) und nach Osteosynthese (rechts).

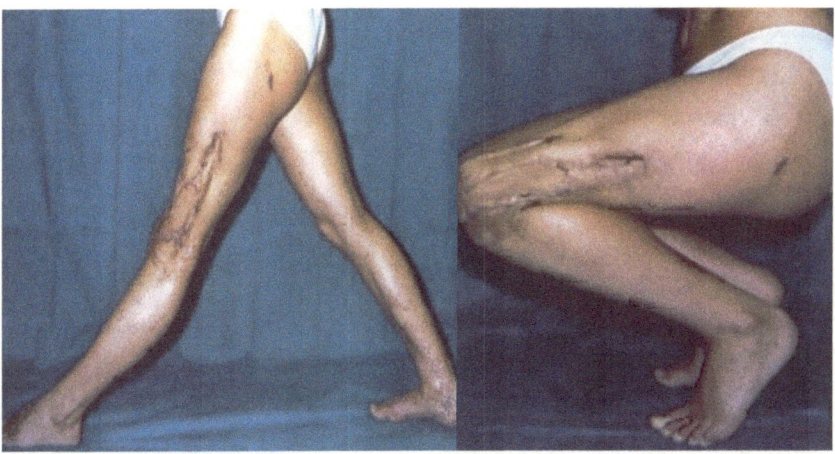

Abb. 3: Resultat des Falles aus Abb. 2.

Zusammenfassung

Offene Frakturen waren:

- Über Jahrtausende ein Todesurteil
- Bahnbrechende Erkenntnisse der Antisepsis
- Systematische Forschung (Arbeitsgemeinschaft für Osteosynthesefragen)
- Interdisziplinäre Zusammenarbeit mit der Plastischen Chirurgie

ermöglichten den heutigen Standard

- des Lebenserhalts,
- der infektfreien Ausheilung und
- der vollständigen Wiederherstellung der Funktion.

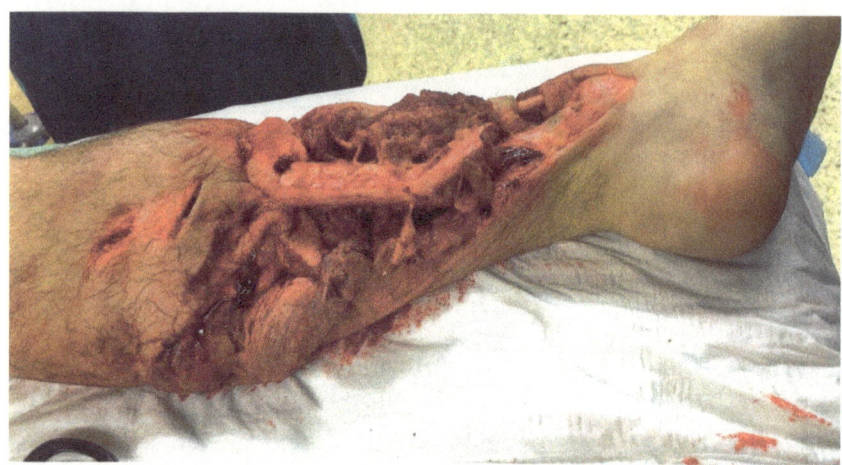

Abb. 4: Offene Unterschenkelfraktur mit ausgedehnten Gewebezerstörungen.

nach 12 Std. Latissimus dorsi Lappenplastik

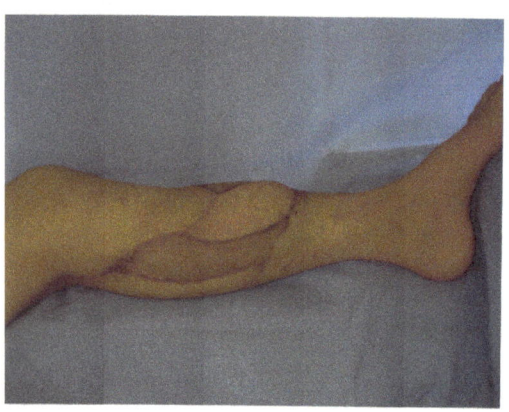
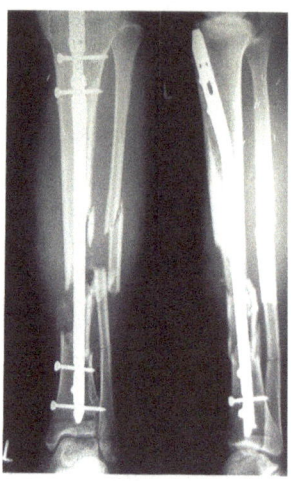

nach 8 Wochen Spongiosaplastik

Abb. 5: Resultat nach Spongiosaplastik und komplexer Lappenplastik nach schweren Knochendefekten und Weichteilzerstörungen.

60 Jahre AO Foundation

60 YEARS transforming surgery, changing lives

Nikolaus Renner
President AO Foundation

Die Arbeitsgemeinschaft für Osteosynthesefragen (AO) wurde im Jahr 1958 von einer kleinen Gruppe von 13 Schweizer Chirurgen als einfacher Verein gegründet. Die Initiative war von Maurice E. Müller und seinem Militär-Kollegen Robert Schneider ausgegangen, welcher die Verbindung zu weiteren befreundeten Chefärzten herstellte. Dadurch kamen Walter Bandi und Hans Willenegger zur Gruppe und über Letzteren Martin Allgöwer. Diese fünf namentlich Genannten entwickelten sich zu den treibenden Kräften der Gruppe.

Der zentrale Motor für ihre Zusammenarbeit war die Unzufriedenheit mit den damaligen Behandlungsresultaten. Diese lassen sich aus dem Aufsatz von Ernst Bauer, «Zur Therapie der geschlossenen Unterschenkelfrakturen. Schweiz», Unfallversicherungsanstalt, Mitteilungen 39, 1959, nachvollziehen, in welchem berichtet wird, dass von der Suva im Jahr 1945 40 % der Fälle mit derartigen Frakturen mit einer Invalidenrente abgeschlossen werden mussten. Bei den Femurfrakturen traf dies sogar auf 70 % der Fälle zu. Die damals etablierte Behandlung bestand in der Ruhigstellung der Frakturen im Gipsverband bzw. mit Hilfe von Extensionen, was Bettruhe für nahezu 12 Wochen bis zur erfolgten Konsolidation der Frakturen bedeutete. Nebst unvermeidbaren Fehlstellungen und häufig verzögerter Knochenheilung kam es als häufige Komplikation der langen Immobilisation zur sogenannten «Frakturkrankheit», welche letztlich zur permanenten Einsteifung der betroffenen, aber auch der angrenzenden Gelenke führte. Diese sollte durch eine möglichst frühzeitige Mobilisation verhindert werden, was jedoch eine entsprechend stabile Fixation der Knochenfragmente erforderlich machte. Diese konnte nur durch eine operative Behandlung erreicht werden.

Wichtige Impulsgeber für die Mitglieder der AO waren **Albin Lambotte** (1865–1955) in Antwerpen, **Robert Danis** (1880–1962) in Brüssel, **Lorenz**

Böhler (1886–1973) in Wien und **Gerhard Küntscher** (1900–1972) in Hamburg.

Lorenz Böhler hatte 1925 im Wien mit Unterstützung der zentralisierten Oesterreichischen Unfallversicherungs-Gesellschaft erstmals eine spezialisierte Unfallklinik gegründet, welche sich in der Folge zum weltweit führenden Zentrum für Knochenbruchbehandlung entwickelte.

Böhler empfahl aktive Bewegungstherapie an den nicht involvierten Gelenken, was eine wirksame Analgesie voraussetzte. Zudem entwickelte er standardisierte Protokolle und validierte diese mit Hilfe einer vollständigen Dokumentation.

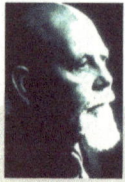
Active motion
Pain free treatment
Standardized protocols - Documentation

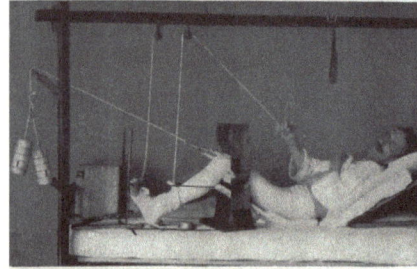
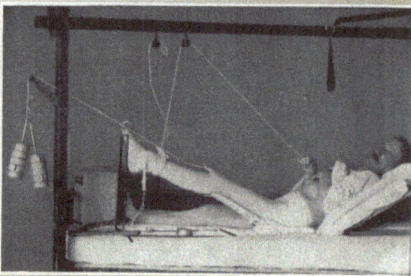

Böhler L.: Die Technik der Knochenbruchbehandlung. Maudrich-Verlag Wien 1943

AO Foundation

Abb. 1: Active motion – pain free – standardized protocols – documentation.

1st Application of external fixator

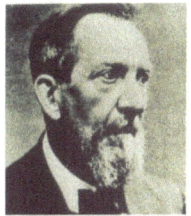
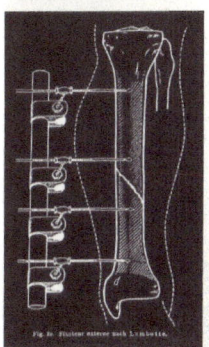
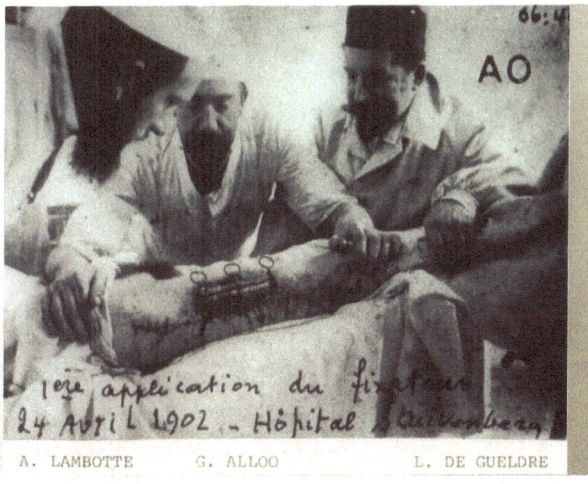

Abb. 2: Lambotte: Fixateur externe.

Albin Lambotte begann sich um 1900 systematisch der operativen Behandlung von Frakturen zuzuwenden, welche er akribisch dokumentierte.

In zwei Büchern, welche er schon 1907[1] und 1913[2] publizierte, beschrieb er sein Instrumentarium, seine Operationstechnik und sein persönliches Krankengut. Als Voraussetzung für die Verschraubung und Plattenfixation forderte er: «… la réduction absolue, mathématique … assez solide pour maintenir les fragments jusqu'à la consolidation … rendre inutile toute espèce de bandage immobilisateur … permettant par la mobilisation immédiate d'éviter les atrophies musculaires et les raideurs articulaires.» (Absolute, mathematisch genaue Reposition … genügende Festigkeit, um die Fragmente bis zur Konsolidierung zu fixieren, … um jeden äusseren Verband überflüssig zu machen, … was erlauben soll, durch die sofortige Mobilisation Muskelatrophien und Gelenksteifigkeiten zu vermeiden).

---

1   Lambotte A.: L'intervention opératoire dans les Fractures. Paris: Masson 1907.
2   Lambotte A.: Chirurgie operatoire des Fractures. Paris: Masson 1913.

Für eine derartige Fixation der Knochenfragmente prägte er den Begriff «Ostéo-synthèse». Lambotte entwickelte hierfür verschraubbare Mehrlochplatten[3]. Daneben erfand er auch einen Fixateur externe, welchen er erstmals 1902 bei einem Patienten einsetzte.

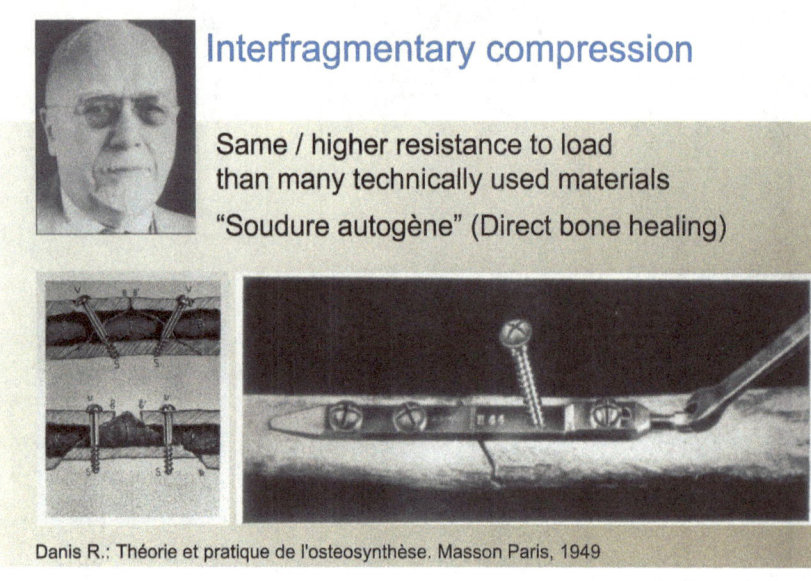

Abb. 3: Danis: Interfragmentäre Kompression.

Robert Danis propagierte die interfragmentäre Kompression mittels Zugschrauben und einer von ihm entwickelten Kompressionsplatte (Coapteur). Unter dieser Behandlung beobachtete er eine «soudure autogène» («autogene Verschweissung»), wofür heute der Begriff direkte Knochenheilung verwendet wird. Möglich sei eine Kompression, weil Knochen ähnliche Druckkräfte aushalten wie gängige Materialien, welche für technische Konstruktionen verwendet werden.[4]

---

3   Matti H.: Die Knochenbrüche und ihre Behandlung. Berlin: Springer 1918.
4   Danis R.: Théorie et pratique de l'osteosynthèse. Paris: Masson 1949.

Intramedullary nailing

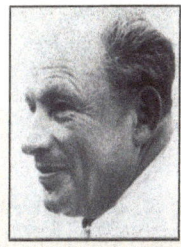
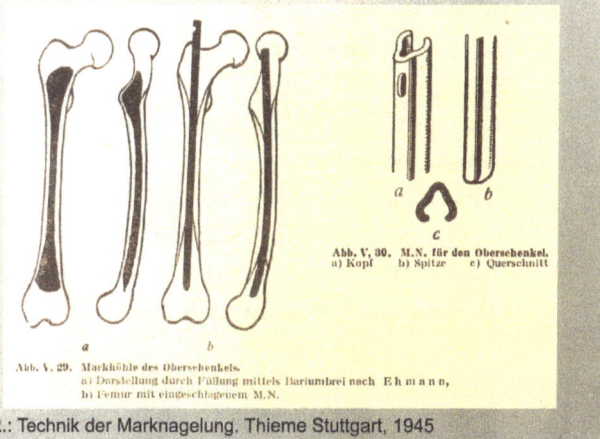

Küntscher G., Maatz R.: Technik der Marknagelung. Thieme Stuttgart, 1945

© AO Foundation

Abb. 4: Küntscher: Marknagelung.

Gerhard Küntscher war der Pionier der intramedullären Fixation. Mit seinen frühen Experimenten konnte er zeigen, dass Ruhe im Frakturbereich erforderlich ist für eine ungestörte Heilung und dass ein intramedullärer Fremdkörper die Frakturheilung nicht stört.

In der Schweiz war die Situation in den späten 1940er und den frühen 1950er Jahren charakterisiert durch:

- Desinteresse an der Traumatologie in den Universitätsspitälern
- Fehlen zuverlässiger und kompatibler Instrumenten-Sets
- Fehlen der für Metall-Implantate als Fremdkörper notwendigen Asepsis
- Fehlen von erfahrenen Chirurgen, welche sich speziell für die Behandlung von Verletzungen und insbesondere von Frakturen interessierten.

Bei ihrer Gründung postulierte die AO 1958 vier Grundprinzipien für die Frakturbehandlung, welche zusammen zur erhofften Verbesserung der Resultate führen sollten:

- **Frühmobilisation**: Sofortige aktive Betätigung der Muskeln und der frakturnahen Gelenke zur Vermeidung der Frakturkrankheit.
- **Anatomische Reposition**: Wiederherstellung der idealen anatomischen Form des Knochens, da eine veränderte Form die Funktion ungünstig beeinflusst.
- **Stabile innere Fixation**: mit dem Ziel einer direkten Knochenheilung ohne sichtbare Kallusbildung.
- **Schonung der Blutversorgung**: insbesondere durch Schonung der Weichteile und der Gefässversorgung.

Zum damaligen Zeitpunkt entsprachen diese Postulate einer medizinischen Revolution. Mit geringfügigen Modifikationen haben sie sich im Verlaufe der letzten 60 Jahre durchgesetzt und stellen heute den weltweit akzeptierten **Gold Standard der Frakturbehandlung** dar.

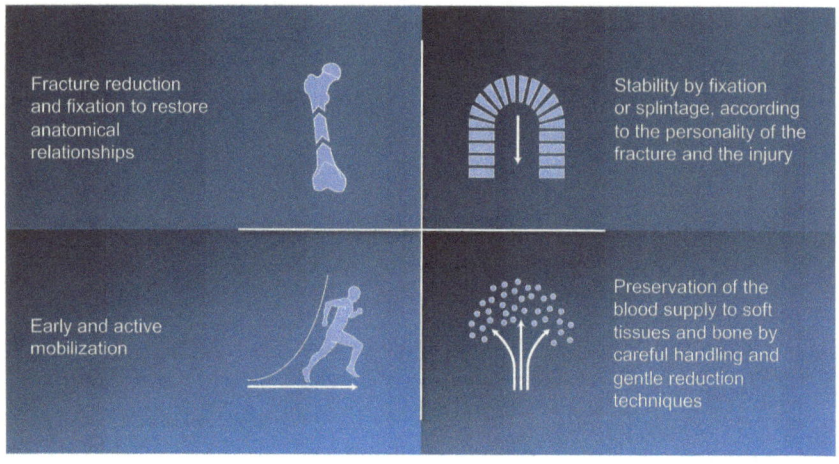

Abb. 5: AO Prinzipien als Gold Standard.

1984 wurde die Arbeitsgemeinschaft in die **AO Stiftung (AO Foundation)** überführt. Diese hat sich inzwischen mit 20'000 Mitgliedern zum grössten globalen Chirurgen-Netzwerk entwickelt, das nach dem Motto «Thinking globally – Acting locally» in fünf AO-Regionen gegliedert ist: North America, Latin America, Asia Pacific, Middle East und Europe.

Der durchschlagende Erfolg der AO beruht auf **vier Säulen**:

- **Forschung:** Die damals sehr kontrovers diskutierte Methode der operativen Knochenbruchbehandlung konnte nicht nur anhand empirischer Beobachtungen propagiert werden. Hierfür war die experimentelle Erforschung der Grundlagen der Knochenheilung erforderlich und deren Beeinflussung durch die stabile Fixation sowie die mechanische und biologische Interaktion zwischen dem Knochen und den Implantaten.
Die ersten Laborräume fanden sich hierfür in einem ausgedienten Tuberkulose-Labor in Davos, wo mit privaten Geldern der Kerngruppe 1959 das Labor für experimentelle Chirurgie gegründet wurde. 1992 konnte das Labor dann ins neu erbaute AO Zentrum umziehen und nennt sich seither AO Research Institute (ARI).
- **Entwicklung eines geeigneten Instrumentariums:** Einzelne Instrumente und Implantate für die Osteosynthese existierten zwar 1958 bereits, jedoch waren diese untereinander nicht kompatibel und schon deshalb für eine standardisierte operative Frakturbehandlung ungeeignet. Entsprechend wurden sämtliche Implantate und spezifischen Instrumente neu entwickelt. Wobei sich in den Anfangsjahren eine sehr enge Kooperation mit Robert Mathys, dem ersten Produzenten, etablierte, der die meist von Maurice Müller stammenden Ideen umsetzte und gemeinsam mit diesem perfektionierte. Diese unmittelbare Interaktion zwischen Chirurgen und Produzenten existiert bis heute in Form der Technischen Kommission (TK). Ohne deren abschliessende Billigung erhält kein neues Produkt das Gütesiegel «AO approved».
- **Dokumentation:** Die lückenlose Dokumentation der operierten Fälle (auf Lochkarten) war anfänglich eine der Voraussetzungen, um überhaupt Mitglied der AO werden zu können. Die Dokumentation

diente so einerseits zur Qualitätskontrolle und andererseits als Grundlage für klinische Studien. Mit der über die Jahre rasch zunehmenden Verbreitung der Methode musste die Forderung nach der lückenlosen Dokumentation verlassen werden. An ihre Stelle traten diverse klinische Studien, welche jeweils auf eine spezifische Fragestellung fokussierten. Anstelle der traditionellen Dokumentation entstand deshalb im Jahr 2000 das AO Institute for Clinical Investigation and Documentation (AO CID). Dieses ist unter anderem für die klinische Erprobung der von der TK entwickelten neuen Produkte verantwortlich.

– **Lehre:** Die Propagierung ihrer neuen Behandlungsmethoden erforderte eine möglichst standardisierte Schulung potenzieller Anwender. Zudem war den Gründern wohl von Anfang an bewusst, dass sich ihre umstrittene Methode nur durchsetzen würde, wenn es gelänge, Komplikationen durch falsche Anwendung der Implantate bzw. infolge ungenügender Operationstechnik weitgehend zu vermeiden. Bereits 1960 wurde deshalb in Davos ein erster AO-Kurs für Chirurgen mit praktischen Übungen an Leichenknochen durchgeführt. Weitere Kurse in Davos und zunehmend auch im Ausland folgten. Immer setzte die AO hierbei auf den Einsatz modernster Unterrichtsmethoden, wobei diese zum Teil auch selbst entwickelt wurden. Aus dem Anspruch, im Bereich der heute etablierten «Continuous Professional Education» auch weiterhin eine führende Rolle zu spielen, wurde schliesslich das AO Education Institute geschaffen.

Unsere **erste Priorität ist die Ausbildung.** Das belegen die jährlichen Zahlen für Kurse, Teilnehmende, Instruktoren: 806 Kurse mit 51'602 Teilnehmenden und 24'122 Unterrichtstage der Instruktoren (Faculty Days).

Die Arbeit der AO Foundation erfolgt heute überdies in **vier klinischen Divisionen:** AOVET, AOCMF und AOSPINE (gegründet 2003) sowie als jüngste klinische Division, welche seit 2008 formell gleichzeitig die älteste Spezialität repräsentiert: **AOTRAUMA.**

Unsere Mission (als globale Organisation Englisch formuliert):
«Promoting excellence in patient care and outcomes in trauma and musculoskeletal disorders».
Oder zu Deutsch: «Förderung von Spitzenleistungen in der Versorgung von Patienten mit Unfallverletzungen und Erkrankungen des Bewegungsapparates».

Die Kehrseite der Medaille

Implantat-assoziierte Infektionen

Werner Zimmerli
Interdisciplinary Unit for Orthopedic Infections,
Basel University Clinic of Medicine, Liestal

– Wie gross ist das Infektionsrisiko von Knochenimplantaten?
– Warum ist das Risiko so hoch?
– Rolle von Rifampicin bei Implantat-Infektionen
– Chirurgischer Behandlungsalgorithmus
– Konklusionen

Das Infektrisiko von Fremdkörpern ist seit mehr als 2000 Jahren bekannt.

Was den Griechen und Römern bestens bekannt war, haben die Chirurgen nach Einführung von Implantaten rasch ebenfalls erkennen müssen.

INFEKTRISIKO VON FREMDKÖRPERN IST SEIT > 2000 JAHREN BEKANNT

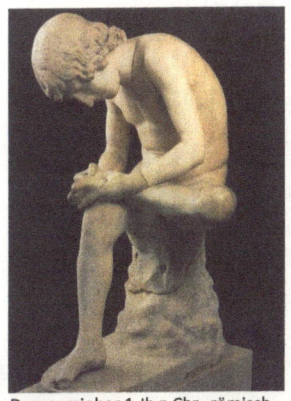

Dornauszieher 1.Jh n.Chr., römisch

Was den Griechen und Römern bestens bekannt war, haben die Chirurgen nach Einführung von Implantaten rasch ebenfalls erkennen müssen.

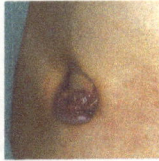

Biofilminfektion nach 12 Monaten Antibiotika

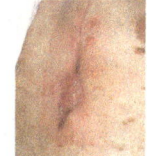

2 Wochen nach Implantatentfernung

Abb. 1: Biofilm-Infektion nach Antibiotika und nach Implantatentfernung.

INFEKTRATEN NACH IMPLANTATEN

Gelenktotalprothesen
- Hüftgelenk ~ 0.5%
- Kniegelenk ~ 1%
- Sprunggelenk ~ 6%

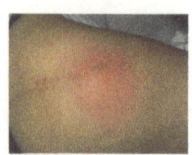

Osteosynthese nach offener Fraktur
- Typ I   1.8% (<1cm)
- Typ II   3.3% (>1cm, Kontamination)
- Typ IIIA   5% (+ Lazeration)
- Typ IIIB   12.3% (+ massive Kontamination)
- Typ IIIC   16.1% (+ Arterienläsion)

Zimmerli & Sendi Mandell PPID Textbook, 9th ed 2018

Abb. 2: Infektionsraten nach Implantaten.

Die Infektionsrate von **Gelenk-Totalprothesen** variiert nach der Lokalisation erheblich. Bei distal gelegenen Gelenken (z. B. Sprunggelenk) ist sie höher als bei proximal gelegenen (Hüfte).

Nach **Osteosynthesen wegen offener Fraktur** ist die Infektionsrate von der Ausdehnung und Tiefe der Verletzung abhängig, wie Abb. 2 zeigt.

Die **Implantat-Infektion** ist eine **BIOFILMINFEKTION**[1].

Ein mikrobieller Biofilm besteht aus einem multizellulären Gebilde, das von einer Exopolysaccharid Matrix umgeben ist.

- Mikrobielle (bakterielle, fungale) Komponenten
- Wirtkomponenten (Fibronectin, Thrombozyten etc.)

Wie hoch ist das Risiko von Infektionen bei Implantaten?

ELEK (1957) hat das Risiko von Infektionen bei Hautnähten untersucht. ZIMMERLI (1982) und WIDMER (1988) haben bei Meerschwein-

---

1   Hall-Stoodley L et al. FEMS IMM 65:127–45, 2012.

EXPERIMENTELLER, IMPLANTAT-ASSOZIIERTER INFEKT (Staph. Aureus)

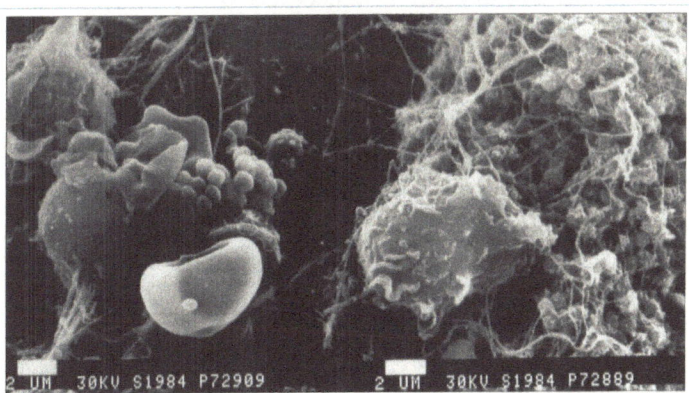

3 h nach Inokulation   24 h nach Inokulation

⇒ **Rasche Adhärenz, keine Elimination durch Granulozyten**

Zimmerli et al. J Infect Dis 1982

Abb. 3: Experimenteller Infekt.

chen durch Messung des minimal notwendigen Inoculums von Staphylococcus aureus oder Staphylococcus epidermidis für die Entwicklung eines Abszesses gezeigt, dass das **Abszess-Risiko durch die Präsenz eines Fremdkörpers im Gewebe um das 100'000fache** erhöht wird.

Welche pathogenetischen Mechanismen sind für diese Unterschiede verantwortlich?

Das Implantat provoziert einen **lokalen Granulozytendefekt**[2]. Durch die Interaktion der Granulozyten mit dem nicht phagozytierbarem Implantat kommt es bei diesen zu einer Störung der Ingestionsrate, der Bakterizidie, zu einer partiellen Degranulation und zu gestörter Superoxydproduktion. Diese Störungen werden unter dem Begriff «frustrated phagocytosis» zusammengefasst.

Der Biofilm schafft die Voraussetzungen für eine **Infekt-Persistenz** um das Implantat herum, denn die **Biofilmbakterien** befinden sich in einer sta-

---

[2] Zimmerli & Sendi, Sem Immunopathol 2011.

tionären Phase, sind adhärent und nicht planktonisch. Da die meisten Antibiotika nur auf wachsende und planktonische Mikroorganismen wirken, können sie die Biofilm-Bakterien nicht eliminieren.
Aus diesen Gründen galt es bis vor ca. 15 Jahren als Dogma, dass für die Heilung einer fremdkörperassozierten Infektion das Implantat ausgewechselt werden müsse. Das hatte einen zweizeitigen Totalprothesenwechsel zur Folge, mit Entfernung des Osteosynthesematerials und einer externen Fixation.

– zweizeitiger Totalprothesenwechsel
– Entfernung des Osteosynthesematerial und externe Fixation

Nun haben verschiedene Studien zu PJI (Prosthetic Joint Infections) in der Zeit zwischen 1997 und 2010 gezeigt, dass mit dem systematischen Einsatz des Antibiotikums RIFAMPICIN eine Elimination der für den Implantat-Infekt verantwortlichen Staphylokokken möglich ist.[3]

Ein Heilungserfolg ist allerdings nur gewährleistet, wenn der **Einsatz von Rifampicin nach einem definierten Algorithmus**[4] erfolgt.

Konklusion

– Implantate kompromittieren die lokale Abwehr, deshalb kann kein Implantatchirurge eine 0%ige Infektrate haben.
– Die meisten Antibiotika können Biofilmbakterien nicht eliminieren. Rifampicin ist eine Ausnahme und hat deshalb die Behandlung von Implantat-assozierten Infektionen dramatisch verbessert.
– Falls die Knochenimplantate stabil sind, können akute Staphylokokkeninfektionen (< 4 Wochen) mit einem Rifampicinregime ohne Implantatentfernung geheilt werden.

---

3   Zimmerli et al. JAMA 1998.
4   Zimmerli et al. NEJM 2004.

ALGORITHMUS ZUR CHIRURGISCHEN THERAPIE VON PJI

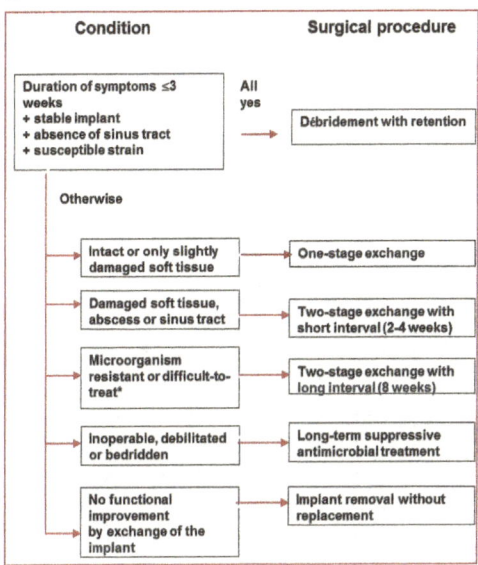

Abb. 4: Algorithmus zur chirurgischen Therapie der PJI. Trampuz & Zimmerli, Swiss Med Wkly 2005.

Szenische Lesung Teil 2

Dramaturgie & Regie Marion Schmidt-Kumke

A = Christian Heller, B = Doris Wolters

A Morgenrapport 07:00–07:45: Die Szenerie: Ein Raum mit einer Projektionswand (*zeigt auf die Wand*) für die digitale Bildgebung. Einige enge
B sehr enge
A Sitzreihen. Hier (*zeigt auf die vorderste Reihe*) haben wir die Chef- und Leitenden Ärztinnnen und Ärzte sowie die Radiologen.
B Dahinter reihen sich, schon etwas schleppend und übermüdet wirkend, die Oberärztinnen und Oberärzte ein.
A Dann folgen in mehreren Reihen die Assistenzärztinnen und Assistenzärzte.
B Einige sind froh, dass der Chef sie kennt, andere in der Hoffnung, er habe sie nicht bemerkt.
A Zuhinterst im Raum,
B nicht selten auf dem Boden sitzend,
A sehen wir die Unterassistentinnen und Unterassistenten.
B **Morgenrapport!**
A In einer ersten Runde werden von Assistenzärzten der Notfallstation die Eintritte der letzten 24 h vorgestellt.
B In der Notfallstation werden allerdings meist die jüngsten und unerfahrensten Kollegen eingeteilt.
A (*kontert*) Sie sollen das Haus kennenlernen!
B (*kontert*) Oder will man andernorts diese «Rookies» vielleicht noch gar nicht haben?
A (*geht darüber hinweg, fährt fort*) Röntgenbilder, heutzutage digital, gehören zum orthopädisch-traumatologischen Alltag, wie das Stethoskop zum Internisten.
B Es gibt aber ganz verschiedene Kulturen, wie man solche Rapporte abhält.

A In den meisten Kliniken wird von oben nach unten (hierarchisch) resp. von vorne nach hinten (Sitzreihen) gefragt.
B Schade! So eine Veranstaltung wie ein Rapport wäre der ideale Ort zum gegenseitigen Lernen. Ein Rapport mit freier Meinungsäusserung und Fragen ohne persönliche Attacken, das wäre wohl der Traum so manches Chirurgen.

Projektion: es wird eine Karikatur von ANNA gezeigt, ein Lebkuchen in Form eines Patienten, der von zahlreichen Skalpellen zerteilt wird.

Beide wenden sich dem Bild zu ... dann ...

B **Notfallassistenzarzt** (*klebt ein Post-it an*): Kollege C. hat gestern Nachmittag Frau Elsa M., Jahrgang 1924, aufgenommen. Er schreibt: «Frau M. hatte einen häuslichen Sturz und eine Commotio cerebri und wurde zur Überwachung aufgenommen» (*B wendet sich dem Radiologen zu*).
A **Radiologe** (*klebt Post-it an*): Wir haben einen CT Schädel und HWS ohne Traumafolgen, die dritte Aufnahme innert 3 Monaten ...
B **Notfallassistenzarzt:** Davon steht hier nichts.
A **Chefarzt** (*Post-it getauscht*): Hatte Frau M. einen Kopfanprall? Das ist ganz wichtig. Commotio ohne Kopfanprall gibt weniger Punkte.
B **Notfallassistenzarzt:** Es steht hier, sie habe eine Beule gehabt und eine chronische Niereninsuffizienz und sie sei nur noch am Rollator mobil.
A **Chefarzt:** Nächste.
B **Notfallassistenzarzt:** 50-jähriger Bauarbeiter, Arbeitsunfall, 4 Meter gestürzt. Kam über den Schockraum, hatte Trauma-Spirale. (*B schaut A erwartungsvoll an*)
A **Radiologe:** Blitzreview aller Verletzungen – Fazit: offener Oberschenkelbruch.
B **Oberarzt:** Den habe ich mit Fix Ex versorgt.
A **Chefarzt:** Wie war seine Neurologie? Wie war seine Neurologie????
B **Notfallassistenzarzt:** Weiss ich nicht ... (*ratlose Blicke Schilderwechsel*) *nun als* **Oberarzt:** Nach der OP habe ich ihn nicht mehr gesehen.
A **Chefarzt:** Mir göhn go luëge.

B **Oberarzt** (*zum Publikum*):
   Dienst ist immer dann, wenn viel los ist ...
   Das Ruhigste im Leben eines Unfallchirurgen ist die Zeit im Operationssaal.
   Ansonsten warten wir ...
   Auf einen Verletzten ..., damit das schreckliche Warten aufhört.
   Dann auf die Bildgebung und alle nötigen Abklärungen.
   Dann auf den Anästhesisten.
   Dann auf einen freien Operationssaal.
   Dann auf den Lagerungspfleger (*wartet*)
   Dann mach ich's halt selber!!
   Dann auf das eine Instrument, das noch sterilisiert werden muss.
   Dann darauf, dass alles wieder vorbei ist ... und gut gegangen ist.
A (*kontert*) Sonst macht Ihr nichts?
B (*kontert*) Doch! Telefonieren und Umziehen.
A ... klingt nach coolen Supermodels ...
B ... ganz genau, einen kühlen Kopf bewahren und gelassen Schritt für Schritt voran!
A (*ironisch*) vor mir steht ein echter Held. Ihr seid «Die Guten».
B «Wir sind die Guten», ... wenn die Zahlen stimmen!
   (*zum Publikum*) Leider ist die Situation in einem Krankenhaus so exzellent ausgelegt, dass kaum einer sagen kann, was wieviel kostet, ... geschweige denn weiss, wie viele Patienten gesehen wurden.
A Der Betriebsökonom des Krankenhauses braucht Zahlen, um die Finanzierung des Krankenhauses sicherzustellen.
B Man sollte aber wissen, was im Krankenhaus eigentlich wie viel kostet, und warum das eine oder das andere oder alles zusammen so teuer ist.
A Das Geheimnis liegt in den übergeordneten Kosten, die nie budgetiert werden müssen. Die Querfinanzierung regelt eben fast alles ...
B Zahlen, die dazu dienen, die Arbeit am Patienten zu verbessern, sind meist nicht vorhanden. Das heutige Krankenhaus gleicht in dieser Hinsicht dann wohl eher dem Klosten in «Der Name der Rose».
B Ja, die Zahlen, wenn es die denn gibt, werden von den verschiedenen, aber in Konkurrenz stehenden Berufsgruppen – Pflege, Ärzte, Technik, Ver-

waltung – voreinander als kostbare Geheimnisse bewahrt. Ein besonders gut gehütetes Geheimnis im Krankenhaus ist der Patient als Person.
(Projektion mit der Karikatur des «Lebkuchen-Patienten» wieder an)
A Im Krankenhaus hat jeder Patient mindestens zwei voneinander unabhängige Avatare.
B Avatare?
A Den stationären Fall und den ambulanten Fall. Und je nachdem, welche Versicherung für ihn zuständig ist, können die Avatare auch unter verschiedenen Namen erscheinen. Als UVG- oder KVG-Fall.
Sie werden in unterschiedlichen medizinischen «Krypto-Währungen» gehandelt. In
«DRG» oder «TARMED».
B Hinter den «Avataren» stecken aber reale Menschen mit einer Geschichte, die über den aktuellen Fall hinaus für den Unfallchirurgen wichtig ist, um gut und nachhaltig arbeiten zu können.
A Die Zahlen müssen stimmen, sagt der Dienstplaner. Wir müssen dem Arbeitsgesetz Rechnung tragen.
B Diese «Avatarisierung» des Patienten führt dazu, dass Krankenhäuser hunderte von Ärzten und Pflege-Personen beschäftigen müssen, die jede für sich während ihres Zeitbudgets versuchen, den Zusammenhang zwischen Fall-Avatar und realem Patienten zu enträtseln. Die Tatsache, dass immer mehr dieser Personen Teilzeitpensen absolvieren, macht das Enträtseln noch aufwändiger. Und die Patienten wundern sich, wenn sie während einer Behandlungsphase mit etwa zwei Dutzend zuständigen Fachpersonen konfrontiert werden.
A *(lacht)* ... Medizinbeherrschen hat vor allem mit der Fähigkeit zu tun Normales von Gefährlichem zu unterscheiden.
B Aber das Normale muss man erst einmal erkennen können. Erst dann kann man das Gefährliche vermeiden ...
(Projektion aus)

Quellen: Persönliche Gespräche mit verschiedenen aktiv im Klinikalltag Involvierten ...

Innovationen in der Unfallchirurgie

Marcel Jakob

Die neuesten Entwicklungen in der Unfallchirurgie sind durch die intensive Interaktion zwischen technischem Fortschritt und dem Erkenntniszuwachs in der Biologie möglich geworden. Treiber für diese Fortschritte ist die Demographie: Unfälle (Stürze) im Alter und die Zunahme komplexer Frakturen wie z.B. Beckenfrakturen. Gerade in einer alternden Bevölkerung ist das primäre Ziel der Erhalt der Selbständigkeit.

Bei betagten Patienten stehen wir vor folgenden Herausforderungen:

- **Internistische Erkrankungen** verlangen ein minimales Operations-Trauma und sofortige Mobilisation.
- **Osteoporose** gibt Anlass für komplexe Brüche und kann die Stabilität der Osteosynthese kompromittieren.
- Schliesslich erschwert eine **vorbestehende eingeschränkte Gehfähigkeit** die Teilbelastung.

Diesen Herausforderungen können wir mittels **moderner Implantate**, z.B. anatomisch angepasster Platten, Winkelstahl und modularer Nägel begegnen.

Eine weitere Innovation sind **minimal invasive Verfahren**, welche das Gewebe schonen und den Wundheilungsprozess begünstigen.

Wo die Komplexität der Frakturen grossräumige Implantate erforderlich macht, sind **minimale Zugänge** erwünscht.

Abb. 1 zeigt die zwei kleinen Zugänge für eine Osteosynthese der Hüfte und eine Stabilisierung des Beckenrings und den Patienten 6 Wochen nach dem Eingriff.

Navigationssysteme erlauben erhöhte Präzision trotz der engen Raumverhältnisse bei kleinen Zugängen und tragen so zur minimalen Invasivität bei.

Minimale Zugänge

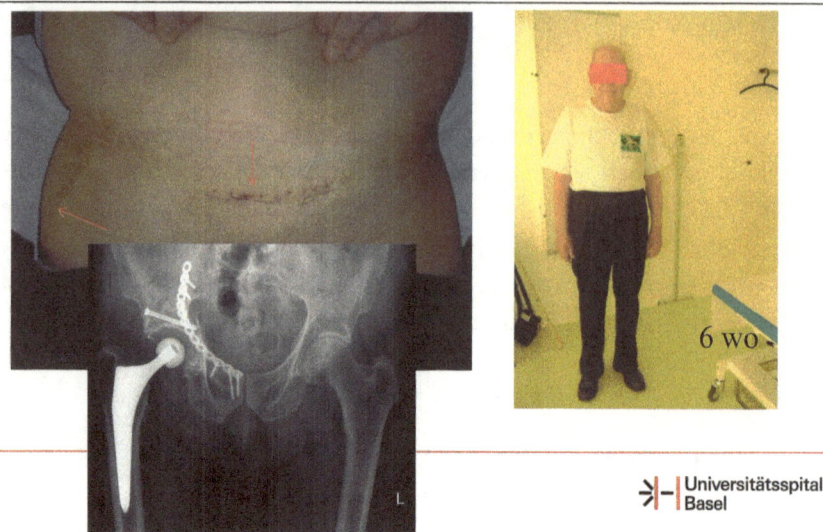

Abb. 1: Beckenringfraktur und Hüftprothese.

CT-gestützte Verfahren, wie sie im neuen Operationssaal des Universitätsspitals Basel zur Verfügung stehen, ermöglichen, den Zwischenstand und das Ergebnis der Intervention während des Eingriffs zu verfolgen.

Ein weiterer Schritt auf dem Weg zu minimal invasiven Eingriffen ist die Operationsplanung mittels 3D-Bildgebung und schliesslich das 3D-Printing für optimalen Sitz der Implantate.

2017 titelt die ZEIT: «Medizin aus dem 3D-Drucker: Bald auch Organe?».

Die Biologische Forschung eröffnet bereits jetzt neue Wege für den Gewebe-Ersatz. Wenn der geschädigte Gelenksknorpel wieder aufgebaut werden kann, werden vor allem junge Patienten von einer gelenkerhaltenden Therapie profitieren.

Die Eigenspende und die Implantation von Gelenksknorpel stösst rasch an Grenzen, und zwar aufgrund der eingeschränkten Verfügbarkeit, der Ent-

Implantat Anpassung und Operationsplanung

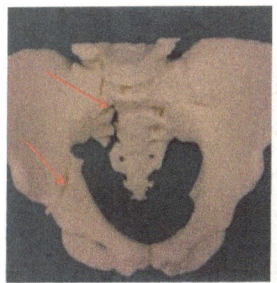 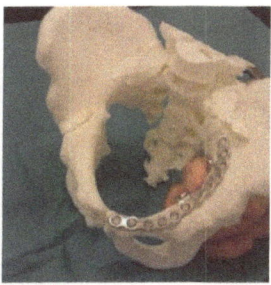 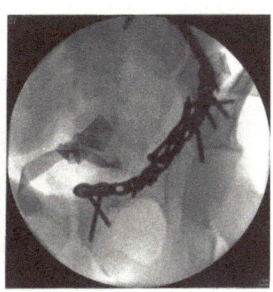

Beckenfraktur links: Spiegelverkehrter 3D- Druck

Universitätsspital Basel

Abb. 2: Implantat Anpassung.

nahmemorbidität an der Entnahmestelle und durch die unvollständige Oberflächen-Einpassung.

Die Lösung besteht in der Züchtung von Gewebe im Labor.

Ein aktueller Ansatz für die Eigenspende ist die 2014 und 2016 im LANCET publizierte Verwendung von Nasen-Knorpel («Nose to Knee»).

Nicht nur Knorpelgewebe wird im Labor gezüchtet, auch für den Knochenersatz gibt es einen neuen Ansatz mit Stammzellen aus dem Fettgewebe. Dieser ist deshalb vielversprechend, weil Fettgewebe einfach zu gewinnen ist und die Stammzellenkonzentration im Fettgewebe 100-mal höher ist als im Knochenmark.

Moderne Knorpelersatz Verfahren

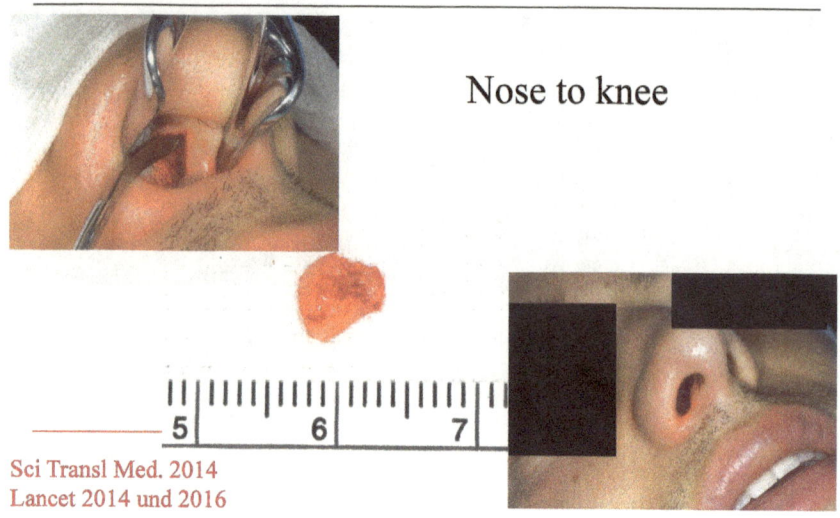

Sci Transl Med. 2014
Lancet 2014 und 2016

Abb. 3: «Nose to Knee».

Intra-operative Bilddokumentation in der Chirurgie und Notwendigkeit von Kompetenzzentren

em. Prof. Pietro Regazzoni
Honorary Trustee AO Foundation,
Ehrenmitglied SGC und SGTV

Seit einigen Jahren ist der Zusammenhang zwischen Komplikationshäufigkeit (und damit Kosten) und intra-operativ technischer Qualität («technical performance quality» TPQ) für chirurgische Eingriffe verschiedenster Spezialitäten belegt. (3, 6, 7) Zum Nachweis solcher Zusammenhänge sind vollständige intra-operative Bilddaten unverzichtbar. Eine sekundäre Analyse solcher anonymisierter Daten erfolgt durch anerkannte Autoritäten («peers»). Es hat sich gezeigt, dass die TPQ quantifizierbar ist und dass zwischen einzelnen Chirurgen beträchtliche Unterschiede bestehen können. (3) Dies gilt besonders für technisch komplexe Eingriffe.

Auf Grund dieser Fakten sind folgende Fragen berechtigt:

1. Ist für gewisse Eingriffe eine Zentralisierung zu fordern?
2. Ursachen der Widerstände gegen Dokumentation und Zentralisierung?
3. Was kann man sich für die Zukunft wünschen (von Ärzten, Patienten und vom Gesundheitssystem)?

Dokumente im oben genannten Sinne existieren bisher nur vereinzelt. Zwischenzeitlich hat man deshalb den ebenfalls nachgewiesenen Zusammenhang zwischen Fallzahlen pro Institution und Jahr und Komplikationen (1, 2, 5) zu Hilfe genommen, um in der Schweiz für die Kostenübernahme sogenannte Mindestzahlen pro Institution und Jahr für hochkomplexe Eingriffe zu

---

Überarbeitete Fassung des Referats vom 19.01.2018, unter Berücksichtigung der neuesten Literatur zum Thema zwischen 2018 und 2022.

fordern. (Vgl. interkantonale Vereinbarung über die hochspezialisierte Medizin IVHSM).(4)

Die notwendigen Fallzahlen zum Erreichen eines gewissen Erfahrungs-Niveaus können von Chirurg zu Chirurg stark variieren. Dies ändert nichts am Zusammenhang zwischen TPQ und Komplikationen. Beträchtliche Qualitätsunterschiede sind auch unter sogenannten erfahrenen Chirurgen festzustellen. (3)

Besagte Zusammenhänge begründen gewisse Forderungen:

- Intra-operative Bilddokumentation für gezielte Qualitätsmessungen
- Zentralisation, besonders von seltenen und technisch anspruchsvollen Eingriffen

Der Focus auf Fallzahlen und TPQ bedeutete keinesfalls die Missachtung der übrigen essentiellen Erfolgs-Faktoren. Für den **Arzt** sind dies – neben den «skills»:

KNOWLEDGE + ATTITUDES
(Wissen und persönliche Haltung/Einstellung)
Für die Institution sind es:
TEAM, TECHOLOGY, ORGANIZATION, GUIDELINES
(Teamarbeit, Technologie, Organisation und Richtlinien)

Zu guten Behandlungsresulaten führt somit:
Ein optimales Zusammenwirken von Händen, Intellekt, Emotionen und Technologie im Team um den Chirurgen, ferner gute Organisation und die Beachtung von Richtlinien.

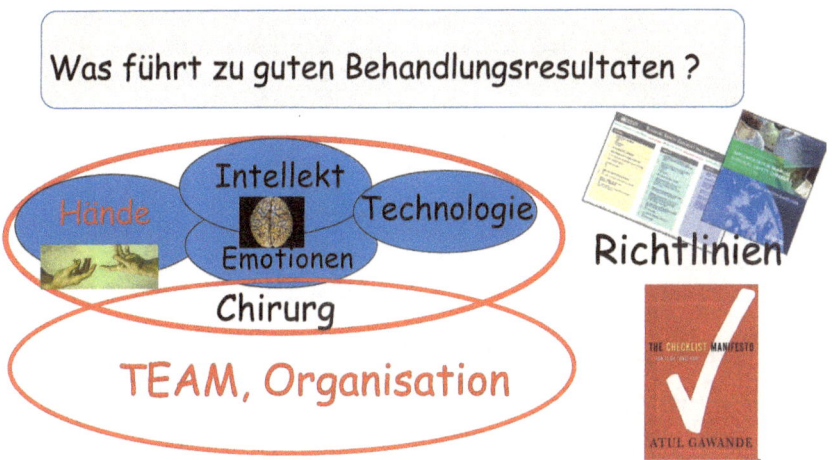

Abb. 1: Was führt zu guten Behandlungsresultaten? Behandlungen sind komplexe Prozesse mit sehr verschiedenen Erfolgsfaktoren.

Erfahrung und Resultate (caseload and outcome) hängen zusammen wie technische Qualität und Komplikationswahrscheinlichkeit und Globalkosten.

Personell und ausrüstungsmässig aufwendige Behandlungen (z. B. Polytrauma), seltene, technisch schwierige Behandlungen mit hohem Invaliditätsrisiko (z. B. Fersenbeinbrüche) profitieren von der Zentralisation.

Koordination / Team-Organisation

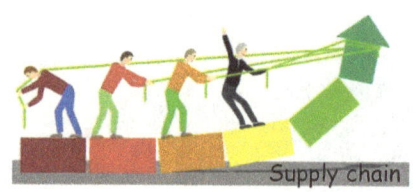

*Teamleistung ist ein Produkt verschiedener Faktoren
Beträgt ein Faktor Null ist das Resultat gleich Null*

Abb. 2: Teamleistung als Produkt.

Widerstände und ihre Ursachen

Hier kommen **Gesundheitspolitik** und **Geographie** ins Spiel: Bei den Anforderungen (Organisation und minimale Fallzahlen) bestehen enorme Unterschiede zwischen verschiedenen Ländern und politischen Organisationssystemen. Die Festlegung von Minimalzahlen und die Definition von «high- und low-volume centers» bleibt schwierig und kontrovers. (2, 8)

Es bleibt weiterhin unklar, ob die geringere Mortalität von «high-volume centers» durch besseres Management von Komplikationen oder andere Faktoren bedingt ist.

Eindeutig belegt ist die Korrelation zwischen outcome und Fallzahlen für komplexe Eingriffe mit hohem Risiko, etwas weniger klar ist der Zusammenhang bei kleineren Eingriffen. (2, 8)

Diese Unsicherheiten werden bestehen bleiben, solange die Untersuchungen sich auf ganze Abteilungen und sekundäre Resultate beziehen. Eine Verbesserung ist nur durch intra-operative Bilddokumentation und sekundäre Qualitätsanalyse von Einzeleingriffen denkbar. (9) In Zukunft wird auch künstliche Intelligenz (AI) eingesetzt werden. (7)

Silvio Hauser hat mit seiner Untersuchung «Hochspezialisierte Medizin im föderalistischen System der Schweiz» aufgezeigt, dass 26 kantonale Spezialplanungen zu **Überversorgung** in der Hochspezialisierten Medizin (HSM) führen.

Spannende Herausforderungen für einen Chefarzt, Prestige und Attraktivität für ein Spital als wichtigen regionalen Arbeitgeber dürfen angesichts der oben genannten Fakten nicht als Argumente verwendet werden gegen eine notwendige Konzentration auf Kompetenzzentren für gewisse Eingriffe.

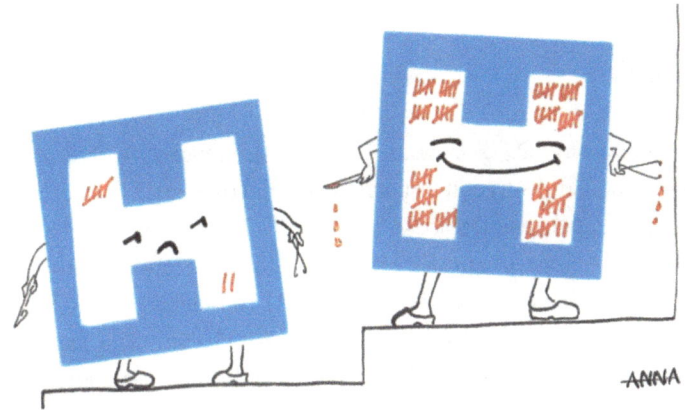

Abb. 3: Die brillante Karikaturistin Anna Hartmann bringt die Situation auf den Punkt: Es zählen nur die Fallzahlen, nicht die gemessene Qualität.

Zukunfts-Hoffnungen

- **Ärzte** sollten:
  Vorreiter der Qualitätskontrolle sein, durch vollständige, intra-operative, anonymisierte Bilddokumentation für gezielte Qualitätskontrollen. Für seltene und technisch schwierige Eingriffe, Verlegung oder Hilfe durch Kollegen mit grösserer Erfahrung.
- **Patienten** sollten:
  Geographisch mobil sein, Zweitmeinungen verlangen, Erfahrung des Arztes erfragen.

Zusammenfassung

1. Chirurgisch-technische Qualität kann gemessen werden. Sie korreliert mit dem Komplikationsrisiko und mit den Kosten.
2. Eine vollständige, intra-operative Bilddokumentation ist die Voraussetzung für gezielte Qualitätsmessungen.
3. Eine Konzentration gewisser technisch schwieriger oder seltener Eingriffe auf Kompetenzzentren ist notwendig.
4. Fokussierung auf technische Qualität darf die übrigen essentiellen – immer im Team erzielten – Erfolgsfaktoren nicht ausser Acht lassen.

Literatur

1. Archampong D., Borowski D., Wille-Jørgensen P., Iversen L. H.: Workload and surgeon's specialty for outcome after colorectal cancer surgery. Cochrane Database Sys Rev. 2012 Mar 14).
2. Bauer H., Honselmann K.: Minimum Volume Standards in Surgery – Are we there yet? Visc Med 2017, 33(2) 106–116.
3. Birkmeyer J. D., Finks J. F., O'Reilly A., Oerline M., Carlin A. M., Nunn A. R. et al.: Surgical skill and complication rates after bariatric surgery. N Engl J Med 2013; 369(15): 1434–42.
4. Hauser, Silvio: Hochspezialisierte Medizin im föderalistischen System der Schweiz, in Zürcher Studien zum öffentlichen Recht 227 Zürich Schulthess Verlag 2015, ISBN 978-3-7255-7301-1. Siehe auch: https://www.gdk-cds.ch/fileadmin/docs/public/gdk/themen/hsm/01_ivhsm_cimhs_14032008_d.pdf.
5. Liddle D., Pandit H., Judge A., Murray D. W.: Effect of Surgical Caseload on Revision Rate Following Total and Unicompartmental Knee Replacement. J Bone Joint Surg Am. 2016; 98:1–8 d.
6. Lancaster E. M., Wick E.: Integrating Surgical Skills Assessment Into Quality and Safety Measures. *JAMA Surg.* 2020; 155(10): 969. doi: 10.1001/jamasurg.2020.3016.
7. Lavanchy J. L., Zindel J., Kirtac K. et al.: Automation of surgical skill assessment using a three-stage machine learning algorithm. *Sci Rep* 11, 5197 (2021).

8. Prasad A. et al.: Pan-Canadian Standards for Cancer Surgery. Can J Surg 2019, 62(4 Suppl 3) 171–183.
9. Regazzoni P., Fernandez A., Perren S. M.: Assessment of intra-operative surgical performance: proof of concept of complete intra-operative image documentation in orthopaedic trauma. Injury 52 (2021) 7–8.

Die Bedeutung der klinischen Untersuchung im Zeitalter apparativer Diagnostik

Prof. Beat Hintermann
Chefarzt, Klinik für Orthopädie und
Traumatologie des Bewegungsapparates,
Kantonsspital Liestal

Klinische Untersuchung als Grundlage ärztlichen Handelns erfordert den Einsatz von:

1. Augen
   Beobachtung
   Inspektion
2. Ohren
   Zuhören
3. Mund
   Sprache
4. Hände
   Palpation

Röntgen[1] hat die Diagnostik revolutioniert. Seit über 100 Jahren erlaubt die von ihm entwickelte Technik die zweidimensionale Darstellung des Skeletts in 2 Ebenen.

Arthroskopie erlaubt die Direktansicht von Gelenken, die Darstellung der Verletzungsmuster, der Ausdehnung des Schadens und der Begleitverletzungen.

---

[1] Wilhelm Conrad Röntgen (1845–1923). Die Aufnahme der Hand seiner Ehefrau Anna Bertha, geb. Ludwig (1839–1919), aus dem Jahr 1895 gilt als der erste Nachweis der Bildgebung durch «Röntgen»-Technik.

Moderne Bildgebung hat zuvor unvorstellbare Entwicklungen angestossen:
- Schnittbilddarstellungen von Knochen und Weichteilen
- 3D-Rekonstruktionen
- Aktivitätsmessungen
- etc. ...

Faktum
Bilddiagnostik
- hat sich als «Standard» etabliert
- wird vom Patienten erwartet
- wird vom Versicherer häufig gefordert
- wird von Juristen ultimativ als Beweismittel gefordert
- die Magie der Röhre fasziniert die Patienten

Frage
Hat die klinische Untersuchung ausgedient?
- Der Patient im Untersuchungszimmer: «Herr Professor, schauen Sie doch bitte meine MRIs an.»
- Der Patient auf der Strasse: «Ich kann nächsten Montag in die Röhre und habe dann am Mittwoch den Termin beim Orthopäden.»
- Der Patient im Notfall: «Ich warte auf den Befund des Radiologen.»

Wirklich wahr?
Der geschädigte Patient

1. W. (41 Jahre alt) hat nach einem Sturz beim Skifahren Schmerzen in der Schulter und klagt über Kraftlosigkeit.
2. Er sucht deshalb den **Hausarzt** auf. Dieser überweist ihn zur MRT-Untersuchung.
3. **MRT-Diagnose:** Massenruptur der Rotatorenmanschette.
4. **Hausarzt** überweist zum **Chirurgen**.
5. Operation 7 Tage später. OP-Bericht: *Nach subakromialer Intubation Schwierigkeiten, den Humeruskopf zu sehen, deshalb ausgedehntes Shaving ...*

6. Es folgen 3 Re-Operationen und es resultiert ein Infekt mit Propioni-Bakterium.
7. Nach 4 Jahren irreparable Rotatorenmanschette, Schmerzen, Invalid.

Bildiagnostik ist:
Eine wertvolle (unabdingbare) Ergänzung

- zur Befundbestätigung
- zur Beurteilung der Schwere der Verletzung
- zur Diagnosesicherung
- zur Dokumentation
- zur Planung der Behandlung

aber

- kann den Arzt auch fehlleiten!

Nochmals die Frage: hat die klinische Untersuchung ausgedient?
Nein, im Gegenteil!
Sie ist mehr denn je die Basis des ärztlichen Handelns.
Ein Beispiel: M. 34 Jahre alt, erleidet einen Motorrad-Unfall.
Was sagt uns die Bildgebung über den Zustand der Weichteile, der Gefässe, der Nerven?

Wir sind gefordert!
Unsere Fort- und Weiterbildung muss Lehre der ärztlichen Kunst, der klinischen Untersuchung, des klinischen Denkens beinhalten.
Wir brauchen dringend:
Eine verbindliche Definition der Aussagekraft/Wertigkeit, der Spezifität und der Sensitivität der Bildgebung, mittels kontrollierter Studien.

Wir brauchen Eigenverantwortung als Orthopäden/Traumatologen
Wir dürfen die Verantwortung für die Entscheidungsfindung nicht an den Radiologen delegieren!

VERANTWORTUNG NICHT AN RADIOLOGEN DELEGIEREN
TREND: BILDGEBUNG vs. KONSULTATIONEN

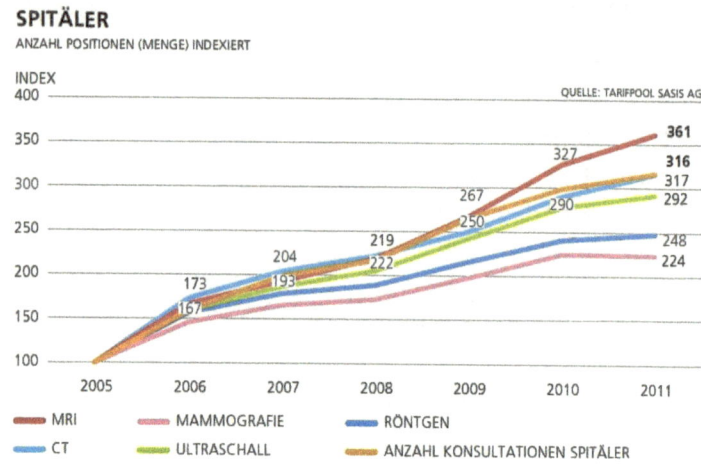

Abb. 1: Trendkurve Konsultationen vs. Bildgebung 2005–2011.

Wenn die Wachstumskurve der Anzahl der Konsultationen unter diejenige der Bildgebungs-Untersuchungen fällt, ist eindeutig etwas aus den Fugen geraten. Dazu trägt natürlich auch das Angebot bei, wie der Vergleich des MR-Gerätebestandes nach Kantonen für das Jahr 2016 zeigt.

BS – QUO VADIS?

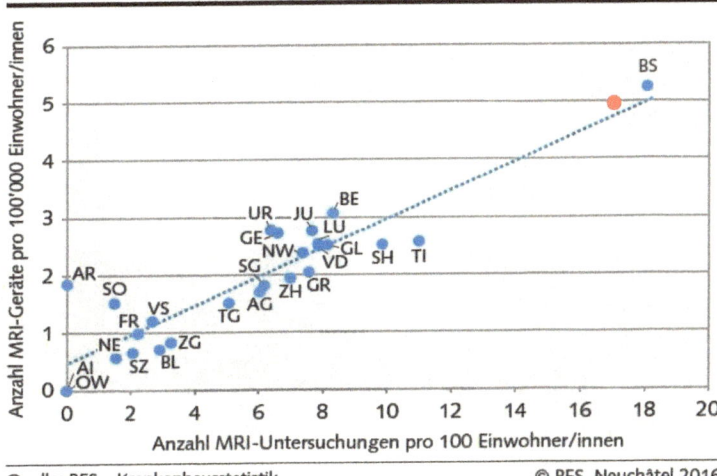

Abb. 2: MRI-Gerätebestand nach Kantonen.

Die Bestätigung eines klinischen Befundes und der daraus gefolgerten Diagnose durch Bildgebung, Arthroskopie oder operative Exploration freut mich persönlich.

FAZIT
Die klinische Untersuchung ist wichtiger denn je!

- um Patienten vor dem Überangebot an Bilddiagnostik zu schützen
- um Patienten nicht unnötig zu belasten
- um Fehlschlüsse aus der Bildgebung zu vermeiden
- um unnötige Kosten zu vermeiden

KLINIK, KLINIK, KLINIK
W. 17 Jahre alt, Studentin, erleidet bei einem Volleyball-Spiel ein akutes Pronationstrauma. Die klinische Untersuchung im Stehen zeigt lediglich einen

massiven Knickfuss. Die statische Untersuchung lässt noch keine Verdachtsdiagnose zu. Diese ergibt sich aber rasch bei der Beobachtung des Bewegungsablaufs im Gehen, und diese Diagnose wird bei der Operation (ohne vorherige Bildgebung) bestätigt[2].

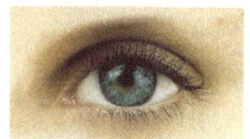

Klinik, Klinik, Klinik,...
W 17j.
- Akutes Pronationstrauma
- Volleyball
- Studentin

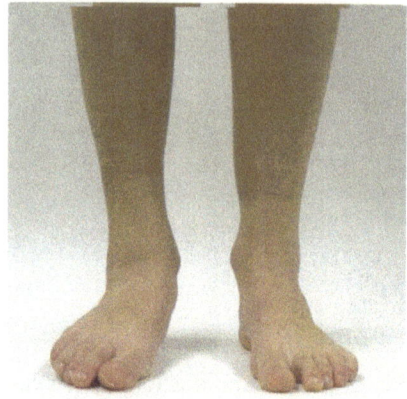 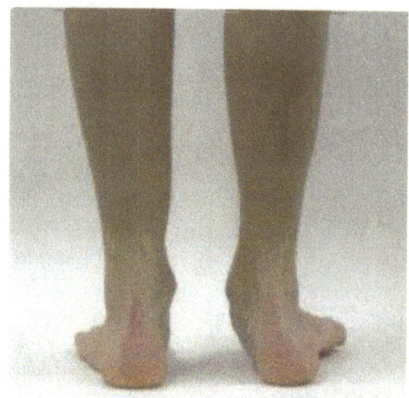

Abb. 3: Die Füsse der Volleyballerin im Stehen (ante/post Aspekt).

Der Stellenwert der klinischen Untersuchung:
— ist zentraler Teil der ärztlichen Kunst
— bestimmt Art und Notwendigkeit
  – einer ergänzenden Bildgebung
  – der ärztlichen Behandlung (Operationsindikation)
— schützt Patienten vor unnötigen und falschen Behandlungen

---

2   Ruptur des vorderen Abschnitts des Deltabandes (Ligamentum deltoideum).

10 Minuten für 100 Jahre

Die Geschichte der Schweizerischen Gesellschaft für Unfallmedizin und Berufskrankheiten

Dominik Heim

Nobody is retiring from Rock 'n' Roll

Randy Newman, The Rolling Stones, Memphis Slim und viele andere stehen für den Willen, lebenslang zu musizieren und sich dabei selbst neu zu erfinden. Sind sie Vorbilder für eine medizinische Fachgesellschaft?

Gewiss, wenn wir die Geschichte der **Schweizerischen Gesellschaft für Unfallmedizin und Berufskrankheiten SGUB** und deren heute bestehende Nachfolge-Organisation **Schweizerische Gesellschaft für Traumatologie und Versicherungsmedizin SGTV** betrachten. Das Stichwort heisst in diesem Fall nicht Musik, sondern Interdisziplinarität, und die Frage dazu lautet: **Ist das Modell der SGTV veraltet oder zukunftsträchtig?**

Begonnen hatte es am 7. Januar 1912 mit der Gründung der **Gesellschaft Schweizer Unfallärzte** durch drei Protagonisten: den Chirurgen und engagierten Promotor der Unfallmedizin Constantin Kaufmann, den Versicherungsmediziner Eugène Patry und den späteren Chefarzt der Suva Fritz Zollinger.

Gesellschaft Schweizer Unfallärzte
(société médicale Suisse des accidents du travail)
Bern, 7. Januar 1912

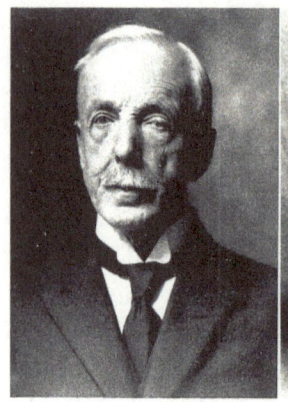 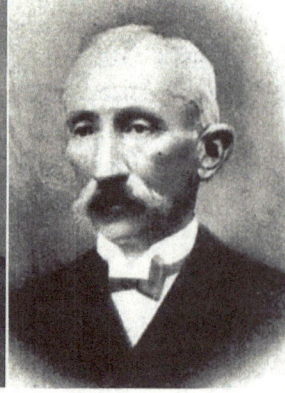 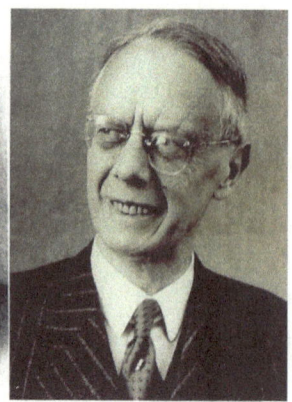

Constantin Kaufmann Eugène Patry Fritz Zollinger

Abb. 1: Die Gründungs-Crew der SGUB.

Was ist überhaupt Unfallmedizin? Constantin Kaufmann ist zu diesem Zeitpunkt bereits als Autor eines Handbuchs der Unfallmedizin bekannt. Er argumentiert ökonomisch: Die Verbesserung der Behandlungsmethoden soll nicht nur bleibende Schäden vermeiden, sondern Einsparungen erlauben.

Der Anlass für die Gründung ist, dass **die Unfallmedizin als Prüfungsfach ins Curriculum des Medizinstudiums aufgenommen werden soll.**

Bereits am 28. April 1912 findet in Olten die erste Jahresversammlung mit 16 Teilnehmern statt.

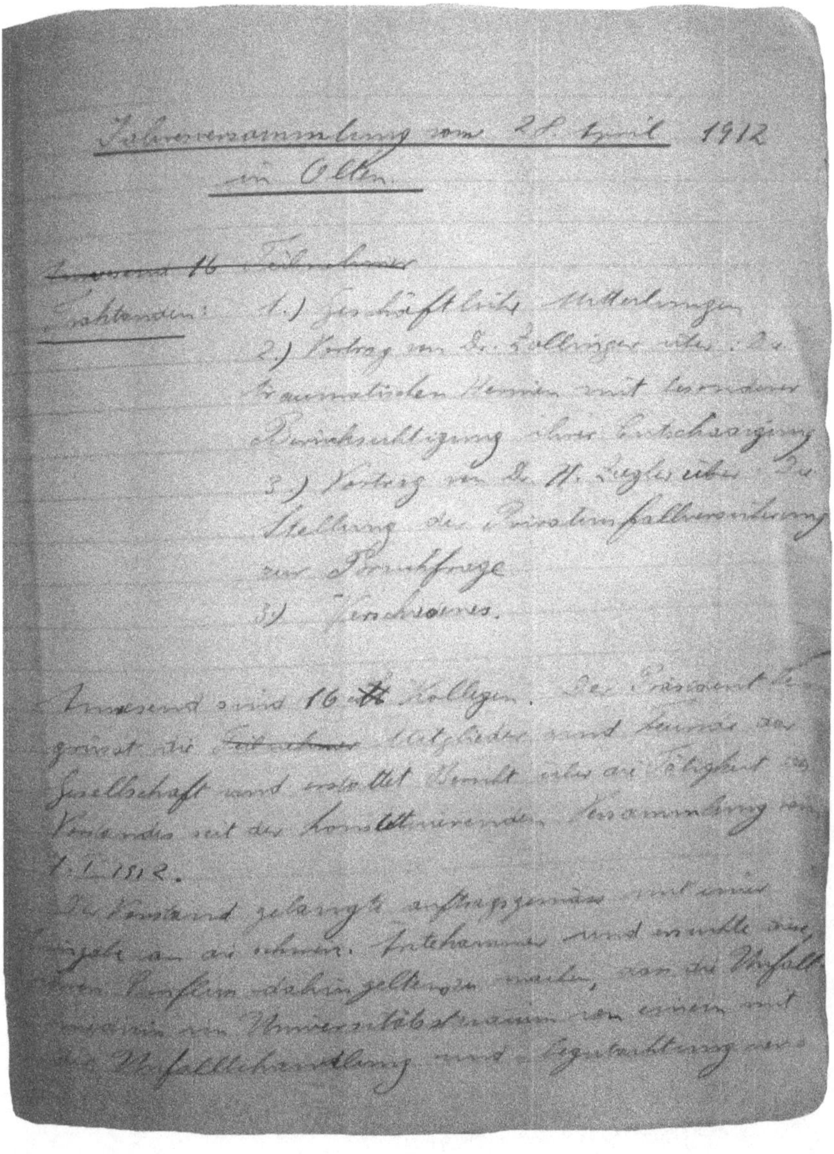

Abb. 2: Protokoll der Jahresversammlung vom 28.04.1912.

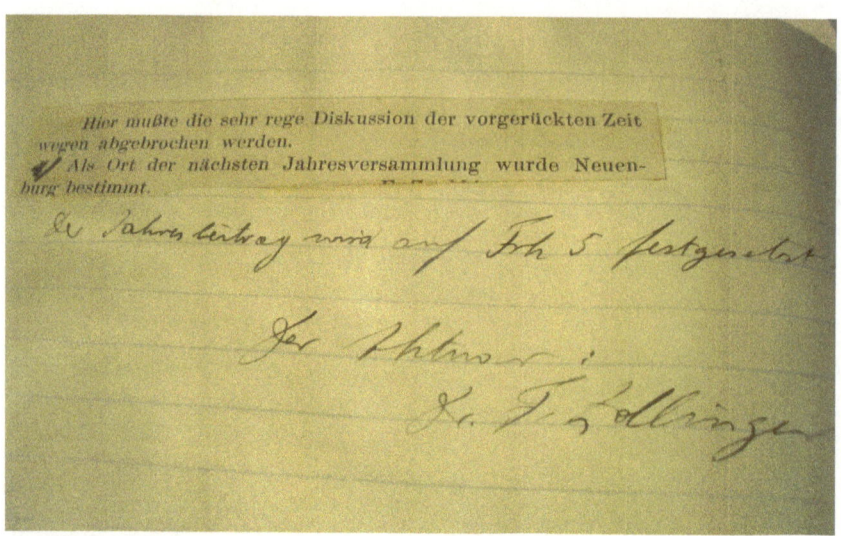

Abb. 3: Jahresbeitrag 5 Frs. Sig. F. Zollinger.

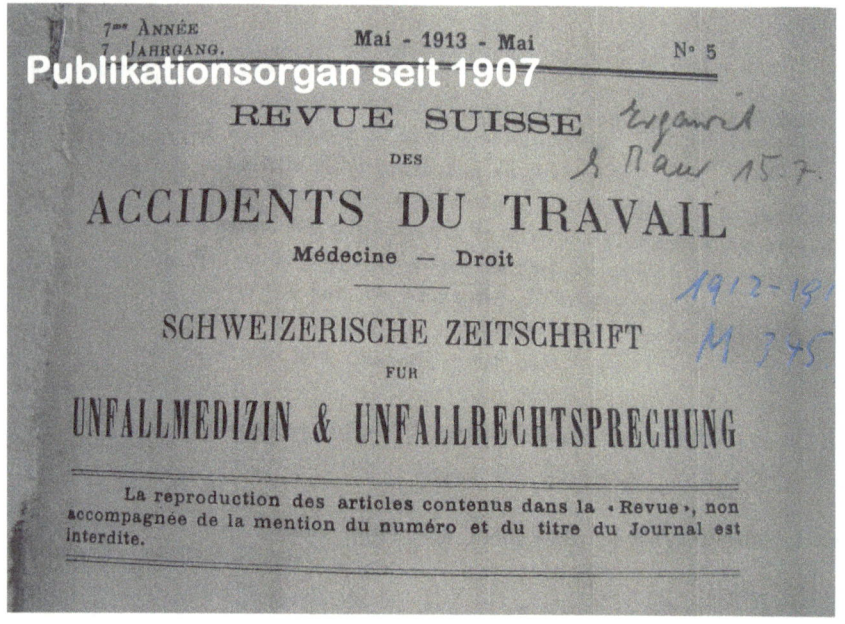

Abb. 4: Publikationsorgan seit 1907.

18 Jahre später ist die Gesellschaft, die seit 1928 neu unter dem Namen «Schweizerische Gesellschaft für Unfallmedizin und Berufskrankheiten» firmiert, «eine der grössten, ein Spezialgebiet vertretenden Ärztevereinigungen unseres Landes» geworden, wie der Chefarzt der Suva, Dr. Fritz Zollinger, 1934 feststellen darf.

1981 werden die Ziele der Gesellschaft neu formuliert:

— Vereinigung der Ärzte, die sich speziell für die Unfallmedizin (Arbeits-, Sport- und Verkehrsunfälle usw.) und für Berufskrankheiten interessieren.

— Studium wissenschaftlicher Fragen im Zusammenhang mit Unfallmedizin und den Berufskrankheiten sowie Förderung ihrer Mitglieder. Studium allgemeiner Probleme aus den Tätigkeitsgebieten der Gesellschaft, speziell Unfallverhütung, Prophylaxe der Berufskrankheiten, Invalidität, Rehabilitation, Verkehrsmedizin usw.

— Bekanntgabe der Ansicht der Gesellschaft an Behörden sowie öffentliche und private Versicherungsträger in Fragen, die in Zusammenhang mit den statuarischen Zielen stehen.

Interdisziplinarität ist von Anfang an ein Anliegen der Gesellschaft gewesen. Die folgenden Zitate belegen, dass dies aufgrund unterschiedlicher Vorstellungen über den Begriff Unfallmedizin und entsprechend divergente Interessen bei den Partner-Disziplinen nicht ohne Weiteres umgesetzt werden kann.

So definierte etwa Fritz de Quervain (1868–1940), ein überzeugter Verfechter der Notwendigkeit einer Ausbildung in Unfallmedizin, 1917 die «Unfallmedizin als die Lehre von den Unfällen und ihrer Folgen zur Unfallgesetzgebung».

Hans Iselin-Haeger (1878–1953), von 1917 bis 1948 in Basel für den Unterricht und die Forschung in Unfallmedizin verantwortlich, versucht 1943 eine synthetische Definition: «Unfallmedizin ist keine Heilkunde, keine Chirurgie, noch innere Medizin ... sondern die Lehre von den Beziehungen medizinisch-rechtlich-wirtschaftlicher Natur zwischen Verletzungen und Erkrankungen zu den Unfällen».

Interdisziplinarität zeigt auch die Palette der Disziplinen, aus welchen die Präsidenten der Gesellschaft stammten: 1970-1972 Orthopädie (Maurice Müller), 1991-1993 Handchirurgie/Versicherungsmedizin (Jacques Meine) und 1997-1999 Chirurgie/Suva (Erich Ramseier).

Die Kontroversen über die Bedeutung der Unfallmedizin verschwinden aber über die Jahrzehnte nicht. So erwähnt etwa E. Baur 1993 in seiner Schrift «Aus der Geschichte der Schweizerischen Gesellschaft für Unfallmedizin und Berufskrankheiten» eine damalige, ätzende Bemerkung: «Die starke Berücksichtigung der Unfallheilkunde ist nur auf die übergrosse Propaganda der Versicherungsgesellschaften und einiger ehrgeiziger Dozenten zurückzuführen». Dabei wird vergessen, dass eines der Motive zur Gründung dieser Gesellschaft die Feststellung war, dass «die Ausbildung des praktischen Arztes in der Behandlung der Unfallverletzungen sehr mangelhaft sei», und dass «den Studierenden Gelegenheit geboten werden sollte, nicht nur schwere Verletzungen in der Klinik kennenzulernen, sondern auch geringfügige Unfälle, die klinisch kein Interesse böten; wegen ihrer Konsequenzen in der Begutachtung für den Unfallarzt aber von grosser Bedeutung seien».

Dazu treten seit dem Siegeszug der Osteosynthese in der Frakturbehandlung, getrieben durch die Dynamik der 1958 gegründeten AO (Arbeitsgemeinschaft für Osteosynthese) neue Bruchlinien zwischen den Fachorganisationen zutage. Ab 1983 ist eine zunehmende Entfremdung zwischen SGOT und SGC zu beobachten. Die SGUB ist zwar mit 395 Mitgliedern (1988) eine grosse, erfolgreiche Organisation, aber sie muss sich neu orientieren.

Die Neuorganisation als SGTV/SSTM Schweizerische Gesellschaft für Traumatologie und Versicherungsmedizin/Société Suisse et de Médecine des Assurances erlaubt eine neue Fokussierung auf die Behebung der von E. Baur 1993 monierten Defizite, die auch nach 80 Jahren nicht behoben sind. Wenn etwa die NZZ am 01.12.2017 unter dem Titel **Weshalb Hausärzte ihre Patienten mit einem Bruch ins Spital schicken** schreibt: «Gipsen, schienen, Röntgenbilder beurteilen: Junge Hausärzte lernen das nicht mehr. Wer etwa beim Skifahren verunfallt, wird deshalb direkt ins Spital gebracht. Das ist zu teuer, finden Fachgesellschaften und die Suva – und reagieren», ist das für die SGTV ein Anlass, um weiterhin aktiv zu sein.

Ist also 100 Jahre alt zu werden ein Problem? Nein, meint Charlotte Gainsbourg, die berühmte französische Schauspielerin: «Du weißt langsam, wer Du bist und was Du kannst».

Unfallchirurgie – Zukunftsstrategien

Beitrag der FMCH

Josef Brandenberg

Abstract des Vortrages am Symposium
«Ein Jahrhundert Unfallchirurgie» 19.01.2018 in Basel

1. Demographie

Allein zwischen 2005 und 2015 ist die Schweizer Bevölkerung um 11.4 % auf 8.28 Millionen Menschen angewachsen. Nur Norwegen und Luxemburg verzeichnen im gleichen Zeitraum eine noch grössere Zunahme, während in den nord-östlichen Ländern wie Polen und den baltischen Staaten eine Abnahme zu verzeichnen ist.

Einem Zukunfts-Bericht der CIA aus dem Jahre 2017 zufolge wird die Erdbevölkerung immer älter, jedoch nur in den reichen Ländern. Auch die demographische Entwicklung der Schweiz geht mit einem stetigen Ansteigen der Lebenserwartung einher. Im Jahre 2015 beträgt diese 83 Jahre, eine der höchsten in Europa. Im Jahre 2025 werden 21 % der Bevölkerung über 65 Jahre alt sein, im 2050 werden es 26 % sein. Bis im Jahre 2007 veröffentlichte die WHO regelmässig die Statistik über die «Lebenserwartung bei guter Gesundheit». Die Schweiz teilte mit Schweden und Japan jeweils die Spitzenplätze. Vor diesem Hintergrund verwundert es nicht, dass in der Schweiz am meisten Hüft- und Knie-Prothesen implantiert werden, wobei sich im östlichen Europa der Nachholbedarf in 2-stelligen Zuwachsraten pro Jahr manifestiert.

2. Unfallversicherung

1877 trat das Fabrikgesetz in Kraft. Nebst Begrenzung der Arbeitszeit war die Haftung der Betriebe für Unfälle am Arbeitsplatz die wichtigste Neuerung. Aufgrund dieser Haftpflicht drängten die Fabrikbesitzer auf die Schaffung einer Unfallversicherung. Die erste Version scheiterte unter anderem am Widerstand der Krankenkassen. Erst 1911 fand das Kranken- und Unfall-Versicherungsgesetz KUVG die Zustimmung an der Urne. Die Belegschaften der Fabrikationsbetriebe, des Transport- und Baugewerbes waren obligatorisch bei der 1912 gegründeten Suva versichert. Erst mit der Revision im Jahre 1981 – der Unfall-Teil wurde von der Krankenversicherung getrennt und als eigenständiges Unfallversicherungsgesetz UVG geregelt – wurden sämtliche Arbeitnehmende, auch aus dem tertiären Sektor, dem Obligatorium unterstellt.

Die demographische Entwicklung wird zudem von einem sozio-kulturellen Wandel begleitet. Bereits ab 1945 reduzierten sich die Arbeitszeiten stetig, verbunden mit der Zunahme der Freizeitaktivitäten, des Breitensports und der Mobilität. Die von der Suva jährlich erstellte Unfallstatistik zeigt, dass ab 1985 die Zahlen der Nichtbetriebs-Unfälle jene der Betriebsunfälle übersteigen. In den letzten drei Jahrzehnten wurden die Distanzen zwischen Wohn- und Arbeitsort immer grösser. Mit der Zuwanderung änderte sich auch das Verhalten bei Krankheit und Unfall. Unter Umgehung des Hausarztes wird bevorzugt direkt die Notfallstation aufgesucht.

3. Unfallversorgung

Anders als in den deutschsprachigen Ländern ist in den frankophonen und angelsächsischen Ländern die Unfallchirurgie traditionsgemäss Teil der Orthopädie. In den so genannten Potsdamer-Konferenzen zwischen 2006 und 2007 beschlossen die Deutsche Gesellschaft für Unfallchirurgie DGU und die Deutsche Gesellschaft für Orthopädie und orthopädische Chirurgie DGOOC, die Versorgung, die Weiter- und Fortbildung sowie die Kongresse gemeinsam zu organisieren. 2008 wurde die Deutsche Gesellschaft für Orthopädie und Unfallchirurgie DGOU gegründet, die seither den Kongress

DKOU – inzwischen der grösste Mediziner-Kongress Europas – in Berlin durchführt. In Österreich hingegen verordnete das Gesundheitsministerium 2014 die Zusammenlegung der beiden Fachgebiete.

In der Schweiz bestehen von Kanton zu Kanton unterschiedliche Konzepte. Neue Formen der Zusammenarbeit werden vielerorts mehr oder weniger erfolgreich umgesetzt. Dabei muss berücksichtigt werden, dass die Spezialisierung stetig fortschreitet. Zudem sind auch andere Fachrichtungen an der Unfallbehandlung des Bewegungsapparates beteiligt: Kinderchirurgie, Handchirurgie, plastische-rekonstruktive Chirurgie, Wirbelsäulenchirurgie. Mit der Zunahme der Komplexität der Unfälle ist vermehrt das Fachwissen der Kranio-Neurochirurgie, Viszeral-, Thorax-, Gefäss-Chirurgie, Urologie, HNO, Ophthalmologie gefragt. Im Weiteren ist ein qualitativ hochstehendes Notfall-Management nur dank der Radiologie, Neuro-Radiologie, Anästhesie, Reanimation, Intensivmedizin möglich.

4. Die FMCH

Die meisten der genannten Fachgesellschaften sind Mitglieder der FMCH (Foederatio Medicorum Chirurgicorum Helvetiae), der Dach-Organisation der invasiv und chirurgisch Tätigen. Die Ziele der FMCH sind gemäss der Strategie 2016–2020: die Einkommenssicherung (Tarife/Honorare), die Versorgungssicherheit (Nachwuchs, Weiterbildung) und die Qualitätssicherung (Indikationen-Qualität, Outcome, Senkung der Komplikationen, Prozess-Qualität).

Die FMCH unterstützt koordinierend alle Bemühungen für eine optimale Unfallversorgung in der Schweiz.

Luzern, 19.01.2018, Dr. med. Josef E. Brandenberg, Präsident der FMCH

Anhang

Materialien zur Geschichte der Unfallmedizin

1. Fritz de Quervain: Vertiefte Analyse, Empfehlungen
2. Martha Herzog: Aufzeichnungen einer Studierenden
3. Hans Iselin: ein Langstrecken-Hindernislauf für die Unfallmedizin

1. Fritz de Quervain

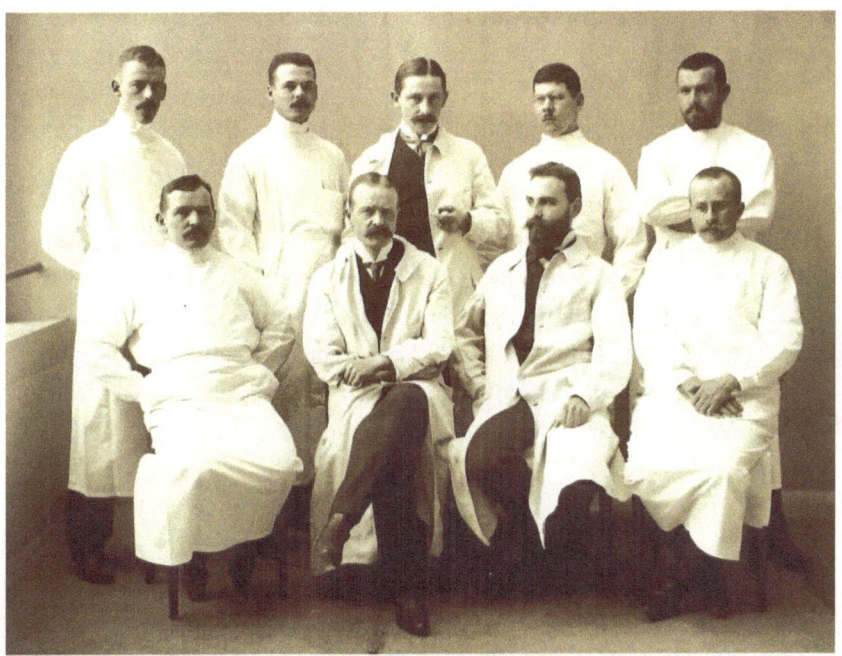

Abb. 1: Fritz de Quervain im Kreis seiner Mitarbeiter ca. 1917.

DE QUERVAIN, Fritz: Zum Unterricht in der Unfallmedizin[1]

Durch die Verordnung für die eidgenössischen Medizinalprüfungen vom 29. November 1912 ist die Unfallmedizin zum offiziellen Unterrichts- und Prüfungsfach geworden. Wer es als Experte erfahren hat, wie eine ungenügende Anfangsuntersuchung, ein ohne die nötige Sachkenntnis abgegebenes ärztliches Zeugnis Stösse von Akten hervorrufen und jahrelange Prozesse verursachen kann, der wird diese Vervollständigung des medizinischen Unterrichts als einen Fortschritt begrüssen. Er wird auch *Kaufmann* in Zürich dafür dankbar sein, dass er sich als Erster in jahrelanger, zielbewusster Arbeit um denselben bemüht hat. Nun muss aber der Unterricht auf die Beine gestellt und müssen die Examina organisiert werden. Zu den eidgenössischen und kantonalen Behörden, den Fakultäten und Universitätslehrern, zwischen denen seit 1913 über diese Fragen Schriften gewechselt haben und Unterhandlungen gepflogen worden sind, hat sich noch die schweizerische Unfallversicherungsanstalt in Luzern gesellt, welche sich im Hinblick auf eine von Anfang an nutzbringende Anwendung der neuen schweizerischen Gesetzgebung lebhaft sowohl für die Ausgestaltung des Unterrichts, wie auch für die Anordnung der Examina interessiert. Wo so viele verschiedenartige, zum Teil neue Gesichtspunkte berücksichtigt werden müssen, ist es nicht verwunderlich, dass eine Jedermann befriedigende Lösung des Problems noch nicht gefunden ist. Die Hauptschwierigkeit bei allem dem liegt aber in der Natur des Faches selbst.

Der eidgenössische Prüfungsausschuss war seinerzeit in nicht geringer Verlegenheit, wie er dasselbe benennen solle. Er hat den einfachsten, allgemeinsten Ausdruck: «Unfallmedizin» gewählt, welcher keiner Deutung vorgreift, damit allerdings die Möglichkeit verschiedener Deutungen zulässt.

Halten wir uns an das Tatsächliche. Die Unfallmedizin ist als Sonderfach aus der Unfallgesetzgebung hervorgegangen. Sie ist also ganz allgemein

---

[1] Band 1915 des Correspondenz-Blattes für Schweizer Ärzte 1915 (im Nachlass Hans Iselin).

-578-

zu bezeichnen als die «*Lehre von den Unfällen und ihren Folgen in ihren Beziehungen zur Unfallgesetzgebung*». Sie ist, ähnlich wie ihre Schwester, die gerichtliche Medizin in ihren formalen Grundlagen abhängig von der jeweilen herrschenden Gesetzgebung. Schon damit ist gesagt, dass ihre Abtrennung von den übrigen medizinischen Fächern nicht aus wissenschaftlichen Überlegungen hervorgeht, sondern ein Akt sozial-politischer Opportunität ist. Dies ist denn auch der Grund, weshalb die Wünschbarkeit eines besonderen obligatorischen Unterrichts in Unfallmedizin von den meisten Staaten und auch von einzelnen medizinischen Fakultäten der Schweiz bis in die letzte Zeit nicht anerkannt worden ist.

Damit, dass für die Abgrenzung des Fachs nicht spezifisch-medizinische, sondern sozial-politische Gründe massgebend sind, fehlt ihm auch eine scharfe wissenschaftliche Abgrenzung. Für den Einen gehört es mehr zur gerichtlichen Medizin, für den Anderen ist es der Hauptsache nach eine Sonderanwendung klinischer Fächer – vor allem der Chirurgie und der Augenheilkunde – und für den Dritten eine Zusammenstellung eigener Art von klinischem und sozialem Wissen. Mit diesen Hauptauffassungen sind sofort auch die Hauptströmungen gekennzeichnet, deren friedlicher Widerstreit gegenwärtig noch die Lösung des Problems zu einer schwierigen macht.

Bevor wir weitergehen, sei zur Vermeidung von Missverständnissen noch eines betont. Wenn ich eben sagte, die Unfallmedizin, so wenig wie die gerichtliche Medizin, sei aus wissenschaftlichen Ueberlegungen heraus entstanden, so bedeutet das nicht, dass diese Fächer nicht wissenschaftliche Arbeit leisten können. Wie die gerichtliche Medizin, so hat auch die Unfallmedizin eine ganze Anzahl von Fragen gestellt, um die man sich früher wenig gekümmert hatte, deren Beantwortung nur auf Grund wissenschaftlicher Arbeit geschehen kann. Chirurgie und innere Medizin, Augenheilkunde, Psychiatrie usw. haben hieran mitgearbeitet, haben davon schon manchen Gewinn gehabt und werden auch in Zukunft daraus noch grossen Nutzen ziehen, gleichviel, ob die Arbeit nun unter einer der alten Bezeichnungen, oder unter der Ueberschrift «Unfallmedizin» geleistet werde.

Nach diesen Vorbemerkungen kommen wir zur Frage selbst: *Wie soll der Unterricht in Unfallmedizin beschaffen sein?*

Durchgehen wir das vollständigste Handbuch auf diesem Gebiet, das «Handbuch für Unfallerkrankungen» von *Thiem*, so begegnen wir ungefähr sämtlichen Sonderfächern der medizinischen Wissenschaft. Wer also dieses Fach in seinem vollen Umfang lesen wollte, der müsste es machen, wie jener Arzt, der auf sein Schild kurzweg schrieb: «Spezialist». Das hiesse aber, diesem Unterricht sofort den Todesstoss geben. Was wir selbst nicht können und wollen: «Spezialisten für alles» sein, das wollen wir auch unseren Studierenden nicht beizubringen versuchen. Darüber sind auch die Unfallärzte mit uns einig. Der Streit dreht sich vielmehr in Wirklichkeit um die Fragen, von wem der Unterricht über das formale Gebiet zu erteilen sei, und ob und wie weit er auf das klinische, besonders das chirurgisch-klinische Gebiet überzugreifen habe.

-579-

Um hierüber ein Urteil zu gewinnen, wollen wir von der oben gegebenen Definition der Unfallmedizin ausgehen.

Die Beziehungen zwischen Unfall und Unfallgesetzgebung sind dreifacher Natur. Sie betreffen:

a) Die *formalen Pflichten*, welche das Gesetz dem Arzt auferlegt bezüglich der Feststellung der Natur des Unfalles, der Untersuchung des vom Unfall Betroffenen und der Beurteilung seines Zustandes mit Rücksicht auf die gesetzlichen Vorschriften, sowohl während wie nach Abschluss der Behandlung;

b) Die Berücksichtigung des besonderen *psychischen Zustandes*, in dem sich der Versicherte häufig befindet, seines Widerstrebens gegen das Heilverfahren, der Uebertreibung vorhandener Beschwerden, der Simulation nicht vorhandener Störungen;

c) Der Berücksichtigung der *besonderen Anforderungen der Berufstätigkeit* des Verletzten bei der Wahl und der Durchführung des *Heilverfahrens*.

Es ist ohne Weiteres ersichtlich, dass der erste und in gewisser Hinsicht auch der zweite Punkt, der **formale Unterricht**, wie dies gewöhnlich zusammenfassend bezeichnet wird, Gegenstand einer besonderen Vorlesung sein müssen. Trotz der vielfachen Berührungen mit der gerichtlichen Medizin handelt es sich immerhin um ein so ausgedehntes Sondergebiet, dass es weder in den Rahmen der Vorlesung über gerichtliche Medizin noch in denjenigen des klinischen Unterrichts einbezogen werden kann. Dieser formale Unterricht wird in erster Linie ein theoretischer sein. Er wird seinen vollen Wert aber erst dann erhalten, wenn er mit praktischen Uebungen im Aufnehmen des Verletzungsbefundes, im Ausstellen von Zwischenzeugnissen und in der Vornahme von endgültigen Begutachtungen verbunden wird. Er wird ferner, besonders durch Anschauungsunterricht, dem Studierenden die Kenntnis der besonderen Gefahren gewisser Berufsarten und ihre besonderen Anforderungen an die Arbeitsfähigkeit vermitteln. Bei der einen oder anderen Gelegenheit wird er auf besonders häufige diagnostische Irrtümer und therapeutische Missgriffe und ihre Folgen hinweisen müssen.

Wer soll nun diesen Unterreicht erteilen?

In einer Eingabe der *Vorsteher der chirurgischen Universitätskliniken* vom 13. Juni 1914 an den Vorsteher des eidgenössischen Departements des Innern über die Organisation des in Frage stehenden Unterrichts, wurde diese Frage offengelassen und es wurde bloss «theoretischer Unterricht über die Beziehungen zwischen Unfall und Gesetz, verbunden mit praktischen Uebungen in der Beurteilung der Verletzungen und Verletzungsfolgen durch einen auf diesem Gebiete besonders erfahrenen Dozenten in einem besonderen Kolleg oder Kurse» vorgeschlagen.

Diesen Satz sucht in einer Gegeneingabe vom 17. November 1914[2] die *Gesellschaft schweizerischer Unfallärzte* in folgender Weise ad absurdum zu führen:

«Am meisten wundert es uns, wie sich die chirurgischen Kliniker den Unterricht über die Schätzung der Erwerbsfähigkeit durch einen ihnen nahestehenden Dozenten der Chirurgie vorstellen. Soll er eine Schätzungstabelle der Privatversicherung oder etwa das in den besten Handbüchern der Chirurgie unrichtig interpretierte Wienerschema als Befähigungsausweis in der Tasche tragen?»

---

[2] Veröffentlicht in der «Schweizerischen Zeitschrift für Unfallmedizin und Unfallrechtsprechung» Nr. 9–10, 1914.

und weiterhin:

> «Wenn ein guter praktischer Unterricht über die Schätzungspraxis von einem berufeneren Lehrer erteilt wird, so müssen die ärztlichen Schätzungen an Ansehen und Bedeutung gewinnen, während der Unterricht durch einen Dilettanten nur neue Dilettanten oder gar Charlatans züchtet.»

Ich bedaure, dass unser Ausdruck: «durch einen auf diesem Gebiet besonders erfahrenen Dozenten» in der Entgegnung der Unfallärzte ersetzt worden ist durch «einen ihnen nahestehenden Dozenten», denn die Verständigung wird hierdurch nicht erleichtert, und ebensowenig durch von uns absichtlich nicht gemachten Zusatz «der Chirurgie» und durch die Behauptung, dass ein solcher Dozent ein «Dilettant» sein müsse.

Wir sprachen in unserer Eingabe mit voller Absicht ganz allgemein nur von einem «auf diesem Gebiet besonders erfahrenen Dozenten», ohne akademischen Grad und bisher vertretenes Fach beizufügen, weil in den fünf schweizerischen Fakultäten in dieser Hinsicht schon verschiedene Anordnungen getroffen waren, welche sich alle in ihrer Weise rechtfertigen lassen, und weil der Zweck unserer Eingabe nicht der war, in dieser Frage Stellung zu nehmen. In Zürich und Bern wird der formale Unterricht zum Teil durch den Ordinarius der gerichtlichen Medizin, zum Teil durch einen Extraordinarius oder Privatdozenten der Chirurgie erteilt, in Basel und Lausanne durch einen Extraordinarius, der im übrigen Chirurg ist, und der, in Basel z. B., dieses Fach schon seit zwanzig Jahren inoffiziell vertritt, in Genf durch den chirurgischen Polikliniker, der Ordinarius ist. Bei keinem der genannten Lehrer ist die Ernennung bloss auf das «Wienerschema in der Westentasche» hin erfolgt. Ebenso wenig dürften sich die betreffenden Behörden um die Beziehungen des zu Ernennenden zum chirurgischen Kliniker gekümmert haben. Hätten die Verfasser der Gegeneingabe den Text unserer Eingabe genau gelesen, so wäre ein solches Missverständnis unmöglich gewesen. Während nun weiterhin von der Gesellschaft schweiz. Unfallärzte die in unserer Eingabe gar nicht ausgesprochene Forderung, dass der Lehrer der Unfallmedizin Chirurg sein solle, einer vernichtenden Kritik unterworfen wird, so kam immerhin das Organ dieser gleichen Gesellschaft in einem nicht gezeichneten, also wohl redaktionellen Artikel im Januar 1913 zum Schluss, dass er ein mit der Unfallbehandlung vertrauter *Chirurg* sein müsse. Das Gemeinsame dieser beiden Auffassungen ist allerdings das, dass er *nicht gerichtlicher Mediziner* sein solle. Wenn ich meine persönliche, auf 20jährige Erfahrung auf dem Gebiete der Unfallchirurgie gegründete Auffassung äussern soll, so möchte ich sagen, dass zwar gewiss der gerichtliche Mediziner durch langjährige Erfahrung auf diesem

-581-

Gebiete zum sehr tüchtigen Begutachter und auch zum guten Lehrer auf diesem Gebiet werden kann, dass aber im ganzen und grossen doch die Beurteilung von Verletzungsfolgen Sache des Chirurgen ist, der dieselben durch alle Phasen hindurch, oft jahrelang verfolgen kann, und dem das ihm zur Verfügung stehende Material eine grössere Uebersicht, mehr persönliche Erfahrung gibt. Wäre dem nicht so, so würden nicht immer wieder von Gerichten und von Versicherungsgesellschaften gerade Chirurgen mit der Oberbegutachtung von Haftpflichtfällen betraut. Selbstverständlich muss der Chirurg so gut wie der heute noch ungenügend definierte «Unfallarzt» sich in diese Fragen einarbeiten, um zu wissen, ob diese oder jene Affektion traumatischen Ursprungs sein kann, wie weit die funktionelle Wiederherstellung nach dieser oder jener Verletzung gehen kann, welche Zeit hierzu erforderlich ist, etc. etc. Dies sind alles Fragen, die den Chirurgen unmittelbar angehen, wenn sich schon die Chirurgie vor der Zeit der Unfallversicherung um dieselben aus naheliegenden Gründen weniger gekümmert hat, als sie es jetzt tun muss. Wie der *Krieg* in jeder Epoche dem Chirurgen neue Aufgaben gebracht hat, so tut dies auch der *industrielle, gewerbliche* und *soziale Fortschritt*. Der Chirurg muss sich also in diese Probleme einarbeiten, wenn er seine Aufgabe, besonders als akademischer Lehrer, ganz erfüllen will. Das grosse Ueberwiegen der chirurgischen Unfälle – 90% – verlangt ganz von selbst vom Lehrer auch des formalen Teils chirurgische Erfahrung.

Dies schliesst nicht aus, dass die berechtigte Rücksicht auf schon vorhandene tüchtige Lehrkräfte da und dort zu einer anderen Anordnung des Unterrichts führen könnte, so dass dem gerichtlichen Mediziner – unter Spaltung des Lehrauftrags – ein Teil des formalen Unterrichts zugewiesen wurde.

Nur eines ist im Interesse des Studierenden bedauerlich: die sofortige Spaltung des eben geschaffenen Lehrauftrags sogar auf dem formalen Gebiete. Sie ist, da wo sie eingeführt ist, als eine durch örtliche Verhältnisse gebotene Uebergangserscheinung anzusehen. Die zweckmässigste Anordnung wird sich mit der Zeit von selbst ergeben.

Um diesen formalen Unterricht, wie er auch im übrigen angeordnet sei, zu erleichtern, schlägt die Eingabe der chirurgischen Kliniker vor, dass dem Lehrer der Unfallmedizin für seine praktischen Uebungen in der Beurteilung von Verletzungsfolgen und zur Besprechung unfalltechnisch wichtiger Fragen auf geeignete Weise die nötigen Fälle zur Verfügung gestellt werden. Sie fügt bei, dass dies z.B. in Basel und Zürich von Seiten der chirurgischen Klinik und Poliklinik geschehe. Ich glaube, das hierdurch bewiesene Entgegenkommen verdient den absprechenden Ton nicht, mit dem unsere Eingabe von den schweizerischen Unfallärzten behandelt wird.

Viel schwerwiegender ist die Frage, wer den **Unterricht in der Behandlung** der gegen Unfall Versicherten erteilen soll. Wichtig nicht deshalb, weil die Lösung sehr schwierig zu finden wäre, wohl aber deshalb, weil gewisse Vorschläge einen Eingriff in den klinischen Unterricht überhaupt darstellen, über dessen Tragweite sich die Urheber dieser Vorschläge vielleicht selbst nicht völlig Rechenschaft gegeben haben.

-582-

Der Grundton aller Eingaben, Denkschriften, Erörterungen von Seiten der Unfallärzte und Unfallversicherungen ist der, dass der offizielle chirurgische Unterricht in der Unfallchirurgie in allgemeinen und besonders der Unterricht in der kleinen Chirurgie mit den Anforderungen der Unfallgesetzgebung nicht Schritt gehalten habe, sondern der Ergänzung und Abänderung bedürftig sei. Wer einige persönliche Erfahrungen auf diesen Gebieten besitzt, muss diesem Satz im allgemeinen zustimmen, und dies tut denn auch die Eingabe der chirurgischen Kliniker. Ausserordentlich verschiedenartig sind nun aber die Vorschläge zur Verbesserung des gegenwärtigen Zustandes.

Wie Prof. *Courvoisier*, Präsident des leitenden Ausschusses der schweizerischen Medizinalprüfungen bei Anlass einer Konferenz über die Organisation des Unterrichts in Unfallmedizin (21. November 1914 unter Vorsitz des

Herrn Bundesrat *Calonder*) hervorhob, war der leitende Ausschuss bei der Aufstellung der Unfallmedizin als Lehr- und Prüfungsfach der Ansicht, dass der *Unterricht in der Behandlung der Unfälle* nach wie vor Aufgabe der betreffenden *Kliniken* sei. Wenn vom Prüfungsausschuss die Verlegung des Examens in den praktischen Teil der Staatsprüfung vorgeschlagen war, so bezog sich das nur auf die praktischen Uebungen in der *Beurteilung* der Unfälle, nicht aber auf die *Behandlung* der Unfälle, über welche zu prüfen nach wie vor Sache der betreffenden klinischen Examinatoren bleibt.

Dieser Standpunkt ist auch der, welcher in der Eingabe der chirurgische Kliniker vertreten wird, und den z. B. die medizinische Fakultät in Basel in ihren Besprechungen stets einstimmig festgehalten hat.

In einer Antwort an das eidgenössische Departement des Innern auf unsere Eingabe betont die *schweizerische Unfallversicherungsanstalt* in Luzern allerdings auch die Notwendigkeit einer Vervollständigung des therapeutischen Unterrichts, lässt aber die Frage noch offen, wie diese Vervollständigung zu geschehen habe. Bezüglich der «Unfallkliniken» bemerkt sie folgendes:

«Ueber die Errichtung einer speziellen Unfallklinik, welchen in der Professoreneingabe a priori verurteilt wird, wollen wir uns vorläufig nicht weiter aussprechen. Die Meinungen sind geteilt, und wir selbst müssen noch grössere Erfahrungen sammeln, um in kompletter Weise ein Urteil abgeben zu dürfen.»

In den Thesen, welche die Direktion der genannten Anstalt in der oben erwähnten Konferenz mit dem eidgenössischen Departement des Innern der Diskussion zu Grunde legte, geht sie ebenfalls vom Grundsatze aus, dass der Unterricht in der Behandlung der Unfallverletzten in erster Linie Sache der chirurgischen Klinik und Poliklinik sei, mit Hinzufügung folgenden Satzes (These V):

«Soweit die allgemeine chirurgische Klinik und Poliklinik hierauf (d.h. auf die besonderen Verhältnisse der gegen Unfall Versicherten) praktisch nicht genügend Rücksicht nehmen und in der Lage sind, ist die Erteilung eines besonderen diesbezüglichen Lehrauftrags durch die kantonalen

-583-

Erziehungsbehörden am Platze, wobei aber den in der ihnen gutscheinenden Weise Sorge zu tragen ist, dass den betreffenden Dozenten die zur Demonstration und zur Behandlung geeigneten Unfallpatienten zugeteilt werden.»

Auch hier ist also der therapeutische Unterricht, selbst wenn er von einem besonderen Lehrer erteilt wird, in erster Linie also von dem klinischen Unterrichtsmaterial abhängig gedacht.

Viel weiter geht nun die Gesellschaft schweizerischer Unfallärzte. In der erwähnten Gegeneingabe sucht sie den Beweis zu erbringen, dass die chirurgische Klinik und Poliklinik die Unfallverletzungen auch bezüglich ihrer Symptome, Diagnose und Behandlung nicht genügend berücksichtigen können. Sie sagt u. A.:

«Für keine chirurgische Klinik und Poliklinik ist es möglich, den Fingerverletzungen die ihnen für die Unfallversicherten erforderliche Aufmerksamkeit zu schenken; jene haben für den allgemeinen Lehrzweck ganz andere Aufgaben zu erfüllen.»

Des Weiteren wird hervorgehoben, dass seit der 1893 am schweizerischen Aerztetag veröffentlichten Statistik des schweizerischen Arbeitersekretariats zur Besserung der Diagnosestellung nur eingetreten sei bei den durch die Röntgenuntersuchung sicher gestellten Diagnosen. Die anderen Verletzungsdiagnosen seien noch gleich unsicher geblieben.

«Manche Schenkelhalsbrüche werden noch heute übersehen und belasten die Versicherung mit einer 20-33 1/3%igen Invalidität. Aehnlich verhalten sich die Fersenbeinbrüche.»

Es wird der chirurgischen Klinik und Poliklinik kein Vorwurf gemacht, weil sie:

«noch genug anderes zu tun haben, und ihre Vorsteher an die Grenze von Raum und Zeit gebunden sind, wie andere Menschen auch. Aber sie mögen uns gestatten, dass wir auch hier darauf beharren, dass unsere Unfallversicherungsanstalt zuverlässiger Diagnosen bedarf und dafür ein besonderer Unterricht mit dazu befähigten Lehrkräften erforderlich ist.»

Als Beweis für die Unzulänglichkeit der Behandlung in den chirurgischen Kliniken wird auf Grund der in Deutschland gemachten Erfahrungen betont, dass durch eine intensivere, wirksamere Behandlung viel mehr gänzliche Heilungen und viel geringere Durchschnittsrenten bei öffentlich Versicherten erzielt werden, als bei der üblichen Behandlung der chirurgischen Kliniken, der gewöhnlichen Heilanstalten und der praktischen Ärzte.

Auf Grund dieser Erfahrungen werden, unter Anführung eines Ausspruches von *Rieder* in Bonn, dem dortigen Vertreter der Unfallmedizin, die heute in den Kliniken gebräuchlichen Behandlungsmethoden als ungenügend hingestellt. Der Befürchtung der chirurgischen Kliniker, es könnte durch die Gründung von eigentlichen Unfallkliniken das Unterrichtsmaterial der chirurgischen Kliniken geschmälert werden, wird dabei entgegengehalten, dass das klinische Unterrichtsmaterial, auch wenn den Universitätskliniken alle staatlich versicherten Unfälle entzogen würden, in der Schweiz noch aus 90% der gesamten Bevölkerung gewonnen werden könne.

-584-

Praktisch läuft also dieser Vorschlag der Gesellschaft schweizerischer Unfallärzte, selbst wenn der Ausdruck nicht direkt gebraucht wird, auf die Gründung von Unfallkliniken in irgendeiner Form hinaus, an denen dazu befähigte Lehrkräfte den Studierenden besser in der Diagnose unterrichten sollen, als dies an den chirurgischen Kliniken geschieht, und ihm für die Versicherten bessere Behandlungsmethoden gezeigt werden, als sie an den Kliniken üblich sind. Für die übrigen 90% der Bevölkerung ist dagegen die diagnostische und therapeutische Befähigung der klinischen Lehrer offenbar genügend.

Wir klinischen Lehrer erhalten also ein Zeugnis diagnostischer und therapeutischer Unzulänglichkeit, mit dem mildernden Umstande, dass wir nicht Zeit hätten, uns mit diesem Gegenstande zu beschäftigen.

Wie kann nun den vorhandenen und möglicherweise eintretenden Mängeln unter Berücksichtigung unserer schweizerischen Verhältnisse abgeholfen werden?

Eines ist jedenfalls erforderlich: Der obligatorische Unterricht in der *kleinen Chirurgie* muss ausgebaut werden. Dem klinischen Unterrichte fehlt es in der Tat an Zeit, selbst wenn diese Fälle ab und zu, ja öfter zur klinischen Besprechung herangezogen werden, den Verlauf der Behandlung in ihren Einzelheiten mit den Studierenden zu verfolgen. Wollte man dies tun, so müssten andere wichtige Interessen geopfert werden. Einzelnen Kliniken fehlt es ferner auch an dem nötigen Material und an den nötigen poliklinischen Einrichtungen.

Die gleichen Momente machen sich auch beim Unterricht in der *Nachbehandlung von Verletzungen* geltend. Auch er ist ungenügend. Nur fallen diese Mängel weniger dem guten Willen der Lehrer zur Last, als – wie gesagt – dem Fehlen der nötigen Einrichtungen und des Materials, und – ein sehr wichtiger Punkt – der vielfach ungenügenden Ausnützung des *nichtoffiziellen* Unterrichts durch die Studierenden.

Am letzteren Punkte – der Ausnützung der vorhandenen Unterrichtsgelegenheiten – muss vor allem angesetzt werden. Der poliklinische Unterricht in der kleinen Chirurgie muss obligatorisch werden. Das Obligatorium besteht zwar scheinbar schon lange, war aber deshalb illusorisch, weil chirurgische Klinik und Poliklinik den bisherigen Anforderungen der Prüfungsordnung entsprechend in ein Testat zusammengefasst wurden. Die neue Prüfungsordnung verlangt nun mit vollem Recht nicht nur ein besonderes Testat für *medizinische,* sondern auch ein solches für ein Semester *chirurgischer Poliklinik* (Art. 57 d 15.). Hier beginnen nun freilich die Einwände der schweizerischen Unfallärzte, «dass es für keine chirurgische Klinik und Poliklinik möglich sei, den Fingerverletzungen die ihnen für die Unfallversicherung erforderliche Aufmerksamkeit zu schenken.» Ich frage mich nun aber, *wer* dies tun soll, wenn nicht gerade die chirurgische Poliklinik, welcher, wenn sie richtig organisiert ist, weitaus das grösste Unterrichtsmaterial auf diesem Gebiete zur Verfügung steht? Um nur ein Beispiel anzuführen, behandelte die chirurgische Poliklinik Basel im Jahre 1913 auf 5301 Fälle 765 Finger- und Handverletzungen mit ihren Folgezuständen. Allerdings darf man

-585-

nicht an Polikliniken exemplifizieren, zu denen ohne Fehler des Klinikers höchstens ein Ansatz vorhanden ist. Soll eine chirurgische Poliklinik wirklich nach jeder Richtung leistungsfähig sein, so muss sie als Leiter einen auf dem Verletzungsgebiet bewanderten und zugleich als Lehrer tüchtigen Mann haben, der über die nötige Assistenz, über eine genügendes Wartepersonal und die erforderlichen Einrichtungen verfügt, um die gesamte kleine Chirurgie und die Nachbehandlung der Verletzungen, Massage, Heissluftbehandlung, mechanotherapeutische Nachbehandlung usw. auf sich nehmen und lehren zu können. Sie muss, um ihr Material zu erhalten, nicht nur einige Stunden vormittags, sondern als wirkliche Notfallstation den ganzen Tag offen stehen. Wo keine derartige Poliklinik besteht, muss sie eben geschaffen werden: Dies ist ein erster Fortschritt, der aus der neuen Gesetzgebung und aus dem neuen Prüfungsreglemente hervorgehen muss. Besteht einmal eine solche Poliklinik, und steht sie unter einem tüchtigen Leiter, dann soll man diesem auch den poliklinischen Unterricht in der kleinen Chirurgie und in der Nachbehandlung von Unfällen übergeben, ob er sich nun bloss «Chirurg» oder auch noch «Unfallarzt» nenne. Ein solcher Poliklinikleiter wird imstande sein, nicht nur den Studierenden in die moderne Behandlung der Fingerverletzungen einzuführen, sondern er wird sich auch in seiner, notwendigerweise ausgedehnten Gutachtertätigkeit für weitere Probleme, z.B. für die Prophylaxe von Unfällen interessieren und also z.B. einem Arbeitgeber raten können, seinen ungeschickten Arbeiter nicht mehr da zu beschäftigten, wo er sich wiederholt die Finger absägen lässt, wenn dies dem Meister sonst nicht in den Sinn kommt (– um bei dem von der Gesellschaft schweizerischer Unfallärzte gewählten Beispiel zu bleiben).

In der Forderung einer besseren Organisation der Poliklinik und besonders einer besseren Ausnützung derselben für den offiziellen Unterricht finde ich mich in Übereinstimmung mit allen meinen Fachkollegen, und – es ist mir dies sehr wertvoll –, auch mit der Leitung der schweizerischen Unfallversicherungsanstalt.

Mit diesem Ausbau der chirurgischen Poliklinik soll nicht gesagt sein, dass sie von der Klinik abgelöst und selbständig gemacht werde solle. In Genf ist das so, doch liesse sich die Frage erörtern, ob dies den beiden Instituten zum Vorteil gereicht. Die Beziehungen zwischen chirurgischer Klinik und Poliklinik sind viel engere, als zwischen den entsprechenden Instituten der inneren Medizin. Daher ist auch die innere Poliklinik in Deutschland z.B. sehr allgemein von der Klinik abgelöst, die chirurgische dagegen nicht. Die chirurgischen Patienten haben nach ihrer Entlassung viel öfter eine über die Mittel des Hausarztes hinausgehende Nachbehandlung nötig (Mechanotherapie usw.), als die medizinischen. Die Kontinuität in der Behandlung kann aber nur gewahrt bleiben, wenn die beiden Institute im Zusammenhange bleiben. Für den klinischen Unterricht ist es überdies sehr nützlich, zur Ergänzung des klinischen Unterrichts auch auf poliklinisches Material zurückgreifen zu können. Dazu kommt noch ein rein materieller Grund: Klinik und Poliklinik bedürfen unbedingt einer medicomechanischen Einrichtung. So wie die Verhältnisse jetzt stehen, wird der Staat sich

-586-

nicht leicht dazu verstehen, *zwei* solche Institute zu bauen, wo er bei zweckmässiger Organisation mit einem einzigen auskommen kann. Was die Lehraufträge betrifft, so lässt sich die Sache in verschiedener Weise ordnen.

In Genf sind sie getrennt, an den übrigen Universitäten vereinigt. Ob der Chirurg dem poliklinischen Lehrauftrag behält, aber den Unterricht in der kleinen Chirurgie und der Nachbehandlung dem ihm unterstellten Poliklinikleiter überträgt und dessen Testat als obligatorisch erklärt, oder ob auch ohne Trennung der Institute ein eigener Lehrauftrag erteilt werde, das hängt so sehr von den örtlichen Verhältnissen ab, dass eine gleichförmige Organisation weder möglich noch auch unbedingt wünschenswert ist. Ebenso hängt es von den örtlichen Verhältnissen ab, ob der formale Unterricht in der kleinen Chirurgie von dem gleichen Lehrer erteilt werde, oder nicht. *Die Hauptsache ist, dass der Unterricht in der kleinen Chirurgie und in der Nachbehandlung unter Ausbau der chirurgischen Polikliniken in irgendeiner Weise obligatorisch gemacht werde.*

Das uns Lehrern der Chirurgie ausgesprochene Misstrauensvotum erstreckt sich aber auch auf die *schwereren, klinisch zu behandelnden Unfälle.* Auch hier soll unser diagnostischer und therapeutischer Unterricht versagen. Dem gegenüber möchte ich doch vor allem daran erinnern, was wir Alle – auch die schweizerischen Unfallärzte – Kocher in diagnostischer Hinsicht auf dem Gebiet der allerschwierigsten Frakturen, derjenigen im Bereich des Hüftgelenks, des Schultergelenks und des Ellbogengelenks verdanken.

Als Beweis für die Unzulänglichkeit des klinischen Unterrichts wird nun allerdings von den Unfallärzten folgendes angeführt:

«Wir wollen zum Schlusse noch beifügen, dass die Lösung in der Gestaltung des Unterrichts in der Unfallmedizin, wie er von den chirurgischen Klinikern vorgeschlagen wird, versucht worden ist, nämlich an der medizinischen Fakultät in Zürich. Ein Dozent der Unfallmedizin hatte daselbst vor mehr als 10 Jahren das nötige Material zu einem praktischen Unterrichte erlangt. Auf das ablehnende Verhalten der medizinischen Fakultät wurden von der Erziehungsdirektion die einzelnen Kliniker beauftragt, die Unfallmedizin bei den entsprechenden Fällen in der Klinik zu berücksichtigen. Der Erfolg ist nach dem einstimmigen Urteil der kompetenten Leute ein vollständiges Fiasko gewesen, d.h. die Vorschrift der Erziehungsdirektion wurde durchwegs ignoriert, musste ignoriert werden bei der sonstigen Ueberfülle des Lehrstoffes der chirurgischen Klinik. Es wird sich deshalb wohl nicht lohnen, das Experiment, das schon einmal vollständig versagt hat, nun zum Schaden der schweizerischen Unfallversicherungsanstalt von neuem an allen schweizerischen Hochschulen zu wiederholen, jetzt, da durch die Einführung der Unfallmedizin das Mittel vorhanden ist, einen wirklichen, sicheren Fortschritt zu erreichen.»

Diese Beweisführung ist aus verschiedenen Gründen nicht stichhaltig: Erstlich, weil das, was in Zürich damals vorgekehrt wurde, nur einem Teil dessen entspricht, was wir in unserer Eingabe vorgeschlagen haben;

-587-

ferner weil das, was vor 10 Jahren in Zürich geschah oder nicht geschah, nicht ohne weiteres gegen das ins Feld geführt werden kann, was heute geschehen kann oder geschieht.

Es ist ja freilich zuzugestehen, dass seit der modernen Ausbildung der Magen-Darm- und Thoraxchirurgie in den Kliniken da und dort das Interesse für die Frakturen abgenommen hat. In jeder Periode hat die Chirurgie ihre besonderen Aufgaben und kann dieselben nur lösen, wenn sie denselben vorübergehend – selbst auf Kosten anderer Probleme –, ihre volle Kraft widmet. Damit ist keineswegs gesagt, dass das Gebiet der Knochenbrüche nun andauernd als ein Gebiet zweiten Ranges behandelt werden solle. Die genauere Kontrolle der Behandlungsresultate, wie sie durch die Unfallgesetzgebung erforderlich wurde, hat uns auf gewisse Mängel der bisherigen Behandlung aufmerksam gemacht, und uns gezeigt, wo Verbesserungen einzusetzen haben. Das Gebiet ist damit auch in wissenschaftlichem Sinne wieder in den Vordergrund gerückt worden, unabhängig noch von seiner sozialen Bedeutung. Es darf aber nun nicht sein, dass die erzielten und noch zu erzielenden Fortschritte, wie dies die Eingabe der schweizerischen Unfallärzte vorauszusetzen scheint, auf dem Weg der Behandlung durch «Unfallärzte» nur den

Versicherten zugute kommen sollen, während sich die nicht Versicherten auch fernerhin mit allen den gewöhnlichen chirurgischen Kliniken und den gewöhnlichen Chirurgen begnügen müssen. Was wirklich diagnostischer und therapeutischer Fortschritt ist, das muss im Gegenteil *allen* Verletzten zugänglich gemacht werden, seien sie nun versichert oder nicht. Aufgabe der chirurgischen Universitätskliniken vor allem ist es, dafür zu sorgen, dass dies geschieht. Damit fällt die Behauptung dahin, dass die chirurgische Klinik nicht Zeit habe, sich mit diesen in neuer Form sich stellenden Problemen zu beschäftigen. Sie *muss* Zeit haben. Die Antwort der schweizerischen Unfallärzte geht über die Zahlenangaben, welche wir diesbezüglich in unserer Eingabe gemacht haben, kurzerhand hinweg. Ich erlaube mir deshalb, sie hier zu wiederholen: Es handelt sich um die Zahl der in der chirurgischen Klinik in Basel im klinischen Unterricht vorgestellten Verletzungsfälle. Dieselbe betrug im Wintersemester 1913/14 auf 280 Patientenvorstellungen 88, also beinahe ein Drittel. Im gleichen Semester wurden überdies in der chirurgischen Poliklinik in einem besonderen Kurse vom Poliklinikleiter 70 Verletzungsfälle vorgestellt, welche sich grösstenteils aus gegen Unfall versicherten Patienten zusammenstellten.[3]

Die Zahl der klinischen Besprechungen von Verletzungsfällen betrug für die vier letzten Semester (1912 und 1913) 271, auf 932 Patientenvorstellungen überhaupt, also wieder zwischen 1/3 und 1/4. Es übersteigt dies also noch das Verhältnis, in welchem die Verletzungschirurgie in den gebräuchlichen Lehrbüchern der Chirurgie behandelt wird (1/4 bis 1/5). Schliesslich glaube ich auch hinzufügen zu dürfen, dass ich in meiner «speziellen chirurgischen Diagnostik» der Diagnose der Knochenbrüche diejenige Stellung angewiesen habe, die ihr in der Praxis, auch in der Unfallpraxis, zukommt, wenn mich wenigstens eine 15jährige Erfahrung als Provinzchirurg, und wenn nicht de nomine, so doch de facto als

-588-

«Unfallarzt» nicht täuscht. Was ich also von der Berücksichtigung der Frakturen und Unfälle überhaupt im klinischen Unterricht sage, sind nicht etwa blosse Versprechungen, sondern ist hier und, wie ich weiss, auch anderswo

---

3   Anm. d. Transskribenten: Poliklinikleiter war damals Hans ISELIN.

ein gelebter Brauch. Es handelt sich also keineswegs darum, ein «Experiment» zu wiederholen, das schon einmal vollständig versagt hat.

Sehen wir nun genauer zu, was nach der Ansicht der Unfallärzte an Stelle dieses «Experiments», d.h. der Vervollständigung des klinischen Unterrichtes treten soll: Neben dem *formalen* Unterricht, dessen Bedeutung wir in weiter Ausdehnung völlig anerkennen, soll eine besondere Vorlesung oder ein Kurs über die *Diagnose und Behandlung von Unfällen* eingerichtet werden. Schon der formale Unterricht nimmt, wenn er gründlich gegeben werden soll, bei zwei Wochenstunden zwei Semester ein, und lässt sich auch bei drei Wochenstunden nur schwer auf ein Semester zusammendrängen. Selbst wenn man dem Unterricht in Unfallmedizin mehr Ausdehnung einräumen wollte, als dies nach der gegenwärtigen Prüfungsordnung anzunehmen ist, so wären doch für den geforderten diagnostisch-therapeutischen Teil desselben kaum mehr als ein Semester mit zwei bis drei Wochenstunden in Anschlag zu bringen, und schon diese Stundenzahl würde, – als obligatorisch – sich nur recht schwer in dem allgemeinen Stundenplan einreihen lassen. In dieser Zeit müsste nun das ganze klinische Verletzungsgebiet gründlicher durchgenommen werden, als das bis jetzt in der Klinik in der ganzen Studienzeit der Fall ist. Dies wäre eine Leistung, die an das Wunderbare grenzen würde! Unsere Studierenden besuchen die chirurgische Klinik durchschnittlich 4 bis 5 Semester. Wenn von dieser Zeit ¼ (bei uns ist es wie gesagt mehr) auf die klinische Besprechung von Verletzungen und Verletzungsfolgen verwendet wird, so sieht der Studierende in der chirurgischen Klinik im Verlauf seiner Studien etwas dreimal so viel Verletzungsfälle, als er in einem dreistündigen einsemestrigen Unfallkurse zu sehen bekäme. Auch wenn der chirurgische Unterricht also auf diesem Gebiete als unzulänglich erklärt würde, so müsste er immer noch den Grundstock der Kenntnisse des Studierenden liefern. Wird aber das Unfallmaterial der chirurgischen Klinik beschnitten, so fallen gerade jene Fälle zum Teil weg, welche für die Versicherungsfrage besonders Interesse haben, und dies ist ein Ausfall, der sich für den Studierenden jedes Semester wiederholt. Wird dem chirurgischen Kliniker dazu noch bedeutet, dass er eigentlich auf diesem Gebiete inkompetent sei, so wird sich niemand wundern, wenn sein Eifer auf demselbigen nachlässt, und dann wird der Schaden in der Ausbildung des Studierenden nicht durch einen ein- selbst zweisemestrigen Spezialkurs wieder einzubringen sein. Wenn also der von mir sehr hochgeschätzte *R. Rieder* als Vertreter der Unfallheilkunde sagt, dass die Unfallchirurgie ebenso von der gesamten Chirurgie abgespalten werden müsste wie vor wenigen Dezennien Augen- und Ohrenheilkunde, Haut- und Syphiliskrankheitslehre, so spricht er damit ein Paradoxon an, das er selbst wohl nur cum grano salis genommen hat. Ein Spezialunterricht, der wirklich das ganze chirurgische

-589-

Unfallgebiet umfasst, könnte nur mit Hilfe einer *Unfallklinik* erteilt werden, und eine solche Unfallklinik kann sich nur erhalten, wenn sie eine genügende Anzahl Patienten aufweist. Uebersehen wir nun das Material der einzelnen chirurgischen Kliniken unserer Schweizeruniversitäten, so ergibt sich ohne weiteres, dass durch die Gründung von solchen Unfallkliniken der regelmässige klinische Unterricht da und dort eine grosse Einbusse erleiden müsste. In der Basler chirurgischen Klinik z.B. machten die Haftpflichtfälle im Jahr 1911 30%, 1912 36%, 1913 41% des gesamten Verletzungsmaterials aus. Hieraus ergibt sich ohne weiteres der Wert des uns von den Unfallärzten gegebenen Trostes, dass das klinische Unterrichtsmaterial noch aus der zu 90% nicht versicherten Gesamtbevölkerung gewonnen werden könne. Die Verhältnisse sind bei uns andere als in Deutschland, wo die grossen industriellen und Minenbetriebe sehr wohl in einzelnen Gegenden die Einrichtung besonderer Unfallspitäler rechtfertigen, umso mehr, als Deutschland, auf die Bevölkerungszahl berechnet, etwa viermal weniger Universitätskliniken besitzt als die Schweiz. Dass es aber selbst da ohne Schädigung der klinischen und damit der allgemeinen Unterrichtsinteresse nicht immer abgeht, das zeigen, wie ich aus zuverlässiger Quelle weiss, gerade die in Bonn gemachten Erfahrungen.

Sehen wir uns nun endlich den Unterricht in Unfallheilkunde an, wie er gegenwärtig in *Deutschland* eingerichtet ist, das uns mit der staatlichen Versicherung vorangegangen ist: Im Wintersemester 1913/14 und im Sommersemester 1914 wurden nach den offiziellen Mitteilungen nur in drei Universitäten des deutschen Sprachgebietes Vorlesungen angekündigt, aus deren Titel man schliessen kann, dass sie sich auf die klinische Seite der Unfallverletzungen bezieht, nämlich diejenige des leider zu früh verstorbenen Prof. *R. Rieder* in Bonn (Diagnostik und Therapie frischer Unfallverletzungen), diejenige von Prof. *M. Oberst* in Halle (Klinik der Unfallverletzungen) und diejenige von *Graff*, Priv.-Doz. In Bonn (Unfallchirurgie, einstündig).

Alle übrigen, meist 1–3stündigen Vorlesungen betrafen entweder ausdrücklich die formale Seite oder tragen einen allgemeinen Titel wie Unfallheilkunde, oder betreffen Spezialgebiete wie die Ophthalmologie, die Psychiatrie usw. Den Universitäten angegliederte Unfallkliniken gibt es auch in Deutschland nicht. Die beiden genannten therapeutischen Unfallkurse in Bonn und Halle benützen Material aus privaten Krankenhäusern.

Es geht aus dem Gesagten hervor, dass auch in Deutschland der Unterricht sich beinahe überall auf den formalen Teil beschränkt, während der klinische Teil den offiziellen Kliniken überlassen wird.

Damit steht auch die Tatsache im Zusammenhang, dass *Thiem* in seinem schon erwähnten dreibändigen Werk über Unfallerkrankungen die *Behandlung* bis auf einige vereinzelte, beiläufige Bemerkungen völlig bei Seite lässt.

Sollte einmal eine Zeit kommen, wo der Chirurg als Praktiker und als Lehrer nicht mehr imstande sein wird, die ganze Chirurgie zu beherrschen, sollte die Aufspaltung des Faches noch weiter gehen als dies schon jetzt der Fall ist, – in Amerika bestehen ja ausgesprochene Ansätze hierzu – so würde doch die

-590-

Scheidung nicht nach den von Land zu Land wechselnden Grundsätzen der sozialen Gesetzgebung erfolgen, sondern nach wissenschaftlichen Regeln. Es würde also gewiss nicht eine Chirurgie der Versicherten und eine solche der Nichtversicherten aufgestellt werden, sondern es würde etwa die Chirurgie der Knochenbrüche von der Eingeweidechirurgie abgetrennt werden, um vielleicht weiter gefasst mit einem Teil der Orthopädie zusammen als «Extremitätenchirurgie» Daseinsrecht zu bekommen. Es ist aber gar nicht gesagt, dass die Spezialisierung, weil sie in den letzten Jahren einen hohen Grad erreicht hat, nun ad infinitum weitergehen müsse. Es gibt auch in der Medizin Strömungen, die aus Notwendigkeiten schliesslich zu Schäden werden, und wo im Interesse des wirklichen Fortschrittes ein scheinbarer Rückschritt erforderlich ist. Schon vor zwei bis dreitausend Jahren ging die Spezialisierung bei den alten Aegyptern so weit, dass ein natürlicher Rückschlag eintreten musste.

Der Unterricht in Diagnose und Therapie der Verletzungen wird also wohl oder übel, ob es sich nun um Versicherte handle oder nicht, vorläufig –

unbeschadet einer Ergänzung durch den freien Unterricht – bei der Chirurgie bleiben, und er wird es wohl so lange, als die Chirurgen diesem Zweige ihrer Tätigkeit und Lehraufgabe das nötige Interesse zuwenden. Da wo dies aus irgendeinem Grund nicht der Fall wäre, da entstände allerdings für den Studierenden ein sehr unerwünschter Ausfall, dem durch einen ergänzenden selbst offiziellen Unterricht abgeholfen werden müsste. Das wären aber jeweilen lokale Verhältnisse, um derentwillen es nicht berechtigt ist, die Lehrer der Chirurgie kurzweg als auf dem Gebiete der Verletzungschirurgie unzulänglich darzustellen. Die obenerwähnte, in den Thesen der schweizerischen Unfallversicherungsanstalt in Luzern gegebene Fassung scheint mir deshalb die zutreffendste zu sein. Sie ist eine Erweiterung unseres eigenen Vorschlages, deren Berechtigung ich persönlich ohne weiteres anerkenne.

Fassen wir noch einmal kurz zusammen, so würde also der Unterricht in Unfallmedizin, so lange nicht andere Erfahrungen oder andere Unfallgesetzgebung wieder andere Bahnen anweisen, sich folgendermassen zu gestalten haben:

1. *Obligatorischer, theoretischer und praktischer Unterricht über alles, was unmittelbar die Beziehungen zwischen Unfall und Gesetz betrifft – sogenannter* **formaler** *Unterricht – durch einen besonderen Lehrer, der, wenn nicht eine Spaltung des Faches entstehen soll, chirurgische Vorbildung und Erfahrung besitzen muss.*

-591-

2. *Obligatorischer diagnostisch-therapeutischer Unterricht in der* **kleinen Chirurgie** *an den chirurgischen Polikliniken, die zu diesem Zwecke so weit ausgebaut werden müssen, dass sie wirkliche Unfallstationen darstellen.*
3. *Obligatorischer diagnostisch-therapeutischer Unterricht über die* **klinisch zu behandelnden Unfälle** *an den betreffenden regulären Kliniken, als Teil des gewöhnlichen klinischen Unterrichts, der allerdings das Unfallgebiet seiner Bedeutung entsprechend berücksichtigen muss. Ergänzender Unterricht, wo örtliche Verhältnisse dies erfordern würden.*
4. *Freier Unterricht über einzelne Kapitel aus der Unfallmedizin oder über Grenzgebiete derselben (z. B. aus der Psychiatrie, der Neurologie usw.)*

Sollte diese Anordnung des Unterrichts[4], wie uns vorausgesagt wird, versagen oder erklärt sich einmal ein klinischer Lehrer der Chirurgie von vorneherein nicht Willens, sich für die Verletzungschirurgie zu interessieren, so werden sich ohne Schwierigkeit Unfallärzte finden, welche bereit sind, die Lücke auszufüllen. Hoffen wir nur, dass sie dann mit der von diesem Fache verlangten Universalität auch das gründliche chirurgische Wissen verbinden, das ihrem gegenwärtigen Präsidenten *Kaufmann* erlaubt hat, zum Bahnbrecher und zur Autorität auf dem Unfallgebiete zu werden.

Dass mit der Umgrenzung des Unterrichts in Unfallmedizin auch die Frage zusammenhängt, wie man sich eine *Habilitation* in diesem Fache vorzustellen hat, das liegt auf der Hand. Gerade die Schwierigkeiten, welche sich hierbei ergeben, zeigen, wie schlecht abgegrenzt und abgrenzbar das Gebiet ist. Soll der Kandidat in *einem* der bisherigen Fächer Fachmann sein, also in erster Linie in der Chirurgie, und sich in die übrigen Gebiete ad hoc einarbeiten, oder soll er überall Halb-Fachmann sein?

Es genüge, hier die Frage aufgeworfen zu haben. Die Zeit muss das Weitere lehren.

Wir kommen noch zur Frage der **Examina.**

Ist einmal der Unterricht eingerichtet, so ergibt sich die Ordnung des *Prüfungsmodus* von selbst.

Gestritten wurde darum, *wer* prüfen soll, und ob die Prüfung nicht besser in dem praktischen, ersten Abschnitt des Staatsexamens verlegt würde.

Wegleitend müssen bei allem die Grundregeln unserer Prüfungen sein, dass derjenige prüft, der offiziell unterrichtet, und dass er über das Gebiet prüft, in dem er unterrichtet.

Da, wo sich der Lehrauftrag auf den formalen Unterricht beschränkt, und wo er, wie z. B. in Basel, Genf, Lausanne, einem einzigen Lehrer übertragen ist, da wird dieser auch allein über die formale Seite prüfen. Die Prüfung der klinischen Gebiete fällt nach wie vor den klinischen Lehrern zu.

Wird der formale Unterricht unter einen Chirurgen und einen gerichtlichen Mediziner verteilt, wie das in Bern und in Zürich der Fall ist, so ist auch das Verlangen naheliegend, dass in irgendeiner Weise beide Lehrer zum Examen beigezogen werden. Es ist aber Sache der betreffenden Behörden, dies

---

[4] Die in Basel unter voller Uebereinstimmung zwischen dem Lehrer der Unfallmedizin, Prof. *Haegler,* und dem Leiter der chirurgischen Klinik funktioniert.

-592-

zu ordnen. Das Gebiet des Unzukömmlichen wird nicht durch das Vorhandensein von zwei Examinatoren erweckt, sondern durch die sofortige Zweiteilung eines neugeborenen Fachs.

Die Frage, *wo* die Prüfung unterzubringen sei, im praktischen oder im mündlich-theoretischen Teil des Staatsexamens, ist durch die gegenwärtige Prüfungsordnung – wenigstens für den Augenblick – im letztern Sinne erledigt. Es hat also keinen Wert, dieselbe eingehender zu erörtern. Die gegenwärtige Verordnung hat ihre Begründung darin, dass die klinische Seite des Faches, Diagnostik und Behandlung der Unfälle so wie so schon im praktischen Examensabschnitte von den betreffenden Klinikern geprüft wird. Es war aber die besonders auch durch *Courvoisier* vertretene Auffassung des leitenden Ausschusses, dass, sobald sich der Unfallunterricht etwas eingelebt habe, auch die Prüfung über den formalen Unterricht in den ersten Examensabschnitt verlegt werden sollte, d.h. dass eine praktische Prüfung mit Gutachten über einen konkreten oder fingierten Fall die mündlich-theoretische Prüfung ersetzen solle – eine Auffassung, der ich völlig beipflichten möchte.

Ob allem dem dürfen wir aber nicht vergessen, dass das ganze Problem noch von einem höheren Standpunkte aus betrachtet werden muss, als von demjenigen der Lehraufträge und der Examinatorenstellen:

Einmal müssen wir uns fragen, *was wir mit unserem Unterrichte überhaupt leisten können*. Es wäre ein schwerwiegender Irrtum, wenn wir glauben wollten, dass wir durch irgend eine Modifikation des Unterrichts, welche sie auch sei, die Studierenden als gemachte «Unfallärzte» aus dem Examen hervorgehen sehen werden. Die Fakultäten müssen immer wieder, gleichgültig, ob man ihnen das nun als Rückständigkeit auslege oder nicht, sich dem Eifer entgegenstellen, mit dem einzelne Spezialitäten aus dem Studierenden nun gleich auch Spezialisten ihres Faches machen wollen. Die Leistungsfähigkeit des menschlichen Gehirns hat, trotz seiner Anpassungsfähigkeit, ihre Grenzen – auch für Mediziner!

Wem die Aufgabe zugefallen ist, heutzutage einen Studienplan für Mediziner auszuarbeiten, der weiss, wie schwierig es ist, Allen gerecht zu werden, und doch dem Studierenden noch ein Minimum von Zeit zum Nachdenken, zum Selbststudium übrig zu lassen. Das Fordern ist da viel leichter, als das Rücksichtnehmen auf das Recht der Andern und auf das wirklich Erreichbare. Was wir dem Studierenden bieten müssen, ist eine solide, allgemeine Grundlage, auf der er später je nach seinen Neigungen in der einen oder anderen Richtung hin weiterbauen kann. Wer in jahrelanger Beobachtung gesehen hat, wie viel Zeit es braucht, bis selbst tüchtige Assistenten, deren besondere Begabung aber vielleicht nicht gerade nach der mathematisch-physikalischen Seite hin geht, sich alle technischen Einzelheiten angeeignet haben, deren Kenntnis auch nur für die wichtigsten Methoden der Frakturenbehandlung unerlässlich ist, der wird es begreifen, dass auch der beste Kurs, möge er gegeben sein von wem er wolle, mit dem Examen noch nicht fertige Unfallärzte in die Welt stellen kann. Wer Unfallarzt werden, und als solcher tüchtiges leisten will, der muss seiner Ausbildung auch nach dem Examen

-593-

noch einige Zeit widmen. Er muss vor allem Diagnose und Behandlung der Frakturen in Fleisch und Blut übergehen lassen, und das kann er nur da, wo Frakturen in grosser Zahl behandelt werden, nämlich in der chirurgischen Klinik und Poliklinik, oder unter tüchtiger Leitung in einem gut eingerichteten nichtklinischen Krankenhause. Tüchtige Leitung will dabei sagen, dass der Vorsteher der Abteilung die Frakturenbehandlung nicht als etwas Nebensächliches dem Gutdünken des unerfahrenen Assistenten überlässt, sondern dass er selbst sachkundig angreift, und im weiteren Verlauf immer wieder nachsieht und korrigiert. Solche Assistentenstellen haben sich aber auch in den letzten Jahren derart vermehrt, dass es demjenigen, der ernstlich eine gute Vorbildung für seine spätere Unfallpraxis wünscht, nicht schwer sein dürfte, sich dieselbe anzueignen. Man wird den tüchtigen Unfallarzt nicht daran erkennen, dass er sich eine gute Examensnote geholt hat, sondern daran, dass er in guter Schule als Assistent in die Behandlung der Unfallverletzungen eingeführt worden ist und es versteht, aus späterer eigener Erfahrung weiter zu lernen.

Zum Schlusse noch ein Zweites: Wir Aerzte haben die Aufgabe, daran mitzuarbeiten, dass die neue Unfallgesetzgebung ihre segensreichen Folgen voll entfalte. Wollen wir das aber, so genügt es nicht, im einzelnen Falle ein gutes Heilungsresultat zu erzielen und zu verhindern, dass mit den Leistungen der Versicherung zum Schaden der Allgemeinheit Missbrauch getrieben werde. Das letztere Uebel ist vielmehr an der Wurzel anzugreifen. Die menschliche Begehrlichkeit werden wir freilich nicht aus der Welt schaffen können. Wir können aber vielleicht doch darauf einwirken, dass sie nicht künstlich grossgezogen wird, wie dies seit 20 Jahren unabsichtlich, aber auch unüberlegt, durch Gesetzgebung, Begutachtung und Rechtsprechung so reichlich geschehen ist. Je mehr dem Versicherten sozusagen von Rechts wegen die Vorstellung beigebracht wird, dass er ein Wesen für sich sei, das besonderer Kliniken, besonderer Unfalllehrer, einer besonderen Nomenklatur – selbst zur Bezeichnung der ganz gewöhnlichen Uebertreibung – bedarf, um so mehr wird auch seine ganze Vorstellungsweise gefälscht, irregeleitet, und so lange dürfen wir auch nicht erwarten, dass er aus dieser Sachlage nicht Vorteil zu ziehen sucht. Spätere Generationen werden wohl einst darüber lächeln, wie sehr wir der rein menschlichen Begehrlichkeit durch pseudowissenschaftliche Namensgebung Vorschub geleistet haben. Ich habe vor zwei Jahren («Uebertreibung oder Aggravation», Corr.-Blatt f. Schweizer Aerzte 1912 Nr. 31) auf diesen dem jungen Fach schon jetzt wachsenden Zopf aufmerksam gemacht und hoffe immer noch, dass ihm derselbe möglichst rasch ausfallen oder abgeschnitten werden möge.

Auf der einen Seite muss es also heissen: Bestmögliche Behandlung **aller** *Unfallverletzten, der Versicherten und der Nichtversicherten, auf der anderen Seite Verzicht auf das beständige Hervorkehren des Unterschiedes zwischen den einen und den anderen. Erst wenn jeder Versicherte sich vom Nichtversicherten nur noch durch den Bezug der Entschädigung unterschiede, nicht aber durch das Bedürfnis der Ausbeutung seiner Lage – erst dann hätte die Unfallgesetzgebung ihren vollen Wert erreicht. Das ist ein Ideal und wird als solches nie*

ganz verwirklicht werden. Wir können ihm aber viel näher kommen, als wir es jetzt sind, wenn wir ihm nicht entgegenarbeiten, sondern uns sagen, dass die Volksversicherung auch ein Stück Volkserziehung verlangt.

Die Unfallärzte haben uns chirurgischen Klinikern rückhaltlos Unzulänglichkeit unseres Unterrichts auf dem Gebiete der Verletzungen vorgeworfen. Ich habe darauf ebenso offen, sine ira et studio, geantwortet. Möge daraus das hervorgehen, was im Interesse der Sache erforderlich ist.

2. Martha Herzog

MARTHA HERZOG (1891-1963) war die Tochter des Friedrich Albert Herzog (1855-1898), Pfarrer in Wolfhalden AR und der Anna geb. Widmer (1857-1941). Nach dem frühen Tod des Gatten zog die Mutter Anna Herzog-Widmer mit den drei Kindern nach Basel, wo Martha die Schulen besuchte und das Medizinstudium absolvierte.

Im Winter 1917/18 besuchte sie die erste unfallmedizinische Vorlesung von Prof. Hans Iselin, im Sommer 1918 sein poliklinisches Praktikum.

Sie schloss ihr Medizinstudium mit dem Staatsexamen und einer Dissertation bei Prof. Robert Bing 1920 zum Thema «Cystische Degeneration der Spinalganglien und der hinteren Wurzeln bei progressiver Sklerodermie», publiziert in SMW 29.07.1920. Ein kurzes Abstract findet sich im Journal of Nervous and Mental Diseases 1921 (54,3): 263: «Cystic degeneration of the spinal ganglia and posterior roots was found in a man of 60 years who also had progressive scleroderma. Marburg has described a similar case of disease of posterior ganglia with trophic skin changes».

Nach Weiterbildung in Zürich und Basel liess sich Martha Herzog in Basel nieder und führte bis zu ihrem Tod eine eigene Praxis als Spezialärztin für Innere Medizin am Steinengraben. Vom Nachlass sind lediglich diese Vorlesungsnotizen (siehe Faksimile im Anhang) und das Doktordiplom der Universität Basel erhalten. Dass sie erhalten sind, ist der Aufmerksamkeit der Grossnichten Anna Seelig-Löffler und Maria Iselin-Löffler zu verdanken. Marthas ältere Schwester Anna Ida Herzog (1884-1942) war die Gattin des Internisten Wilhelm Löffler 1887-1972, o. Prof. Innere Medizin Universität Zürich, und Mutter von Hans Löffler, 1916-1997, o. Prof. Medizinische Mikrobiologie Universität Basel.

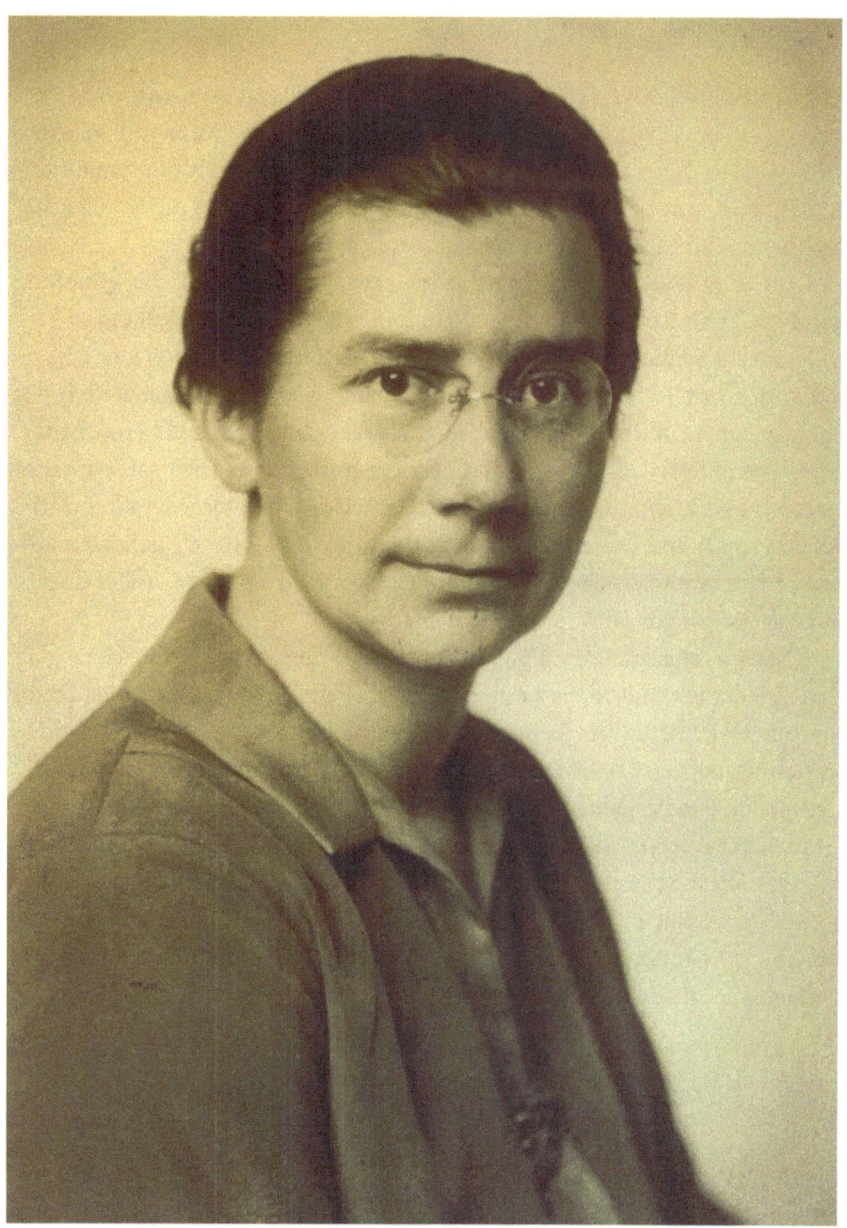

Abb. 2: Martha Herzog ca. 1928. Photo aus dem Nachlass (Studio Rob. Spreng Basel).

Vorlesungsnotizen in Auszügen

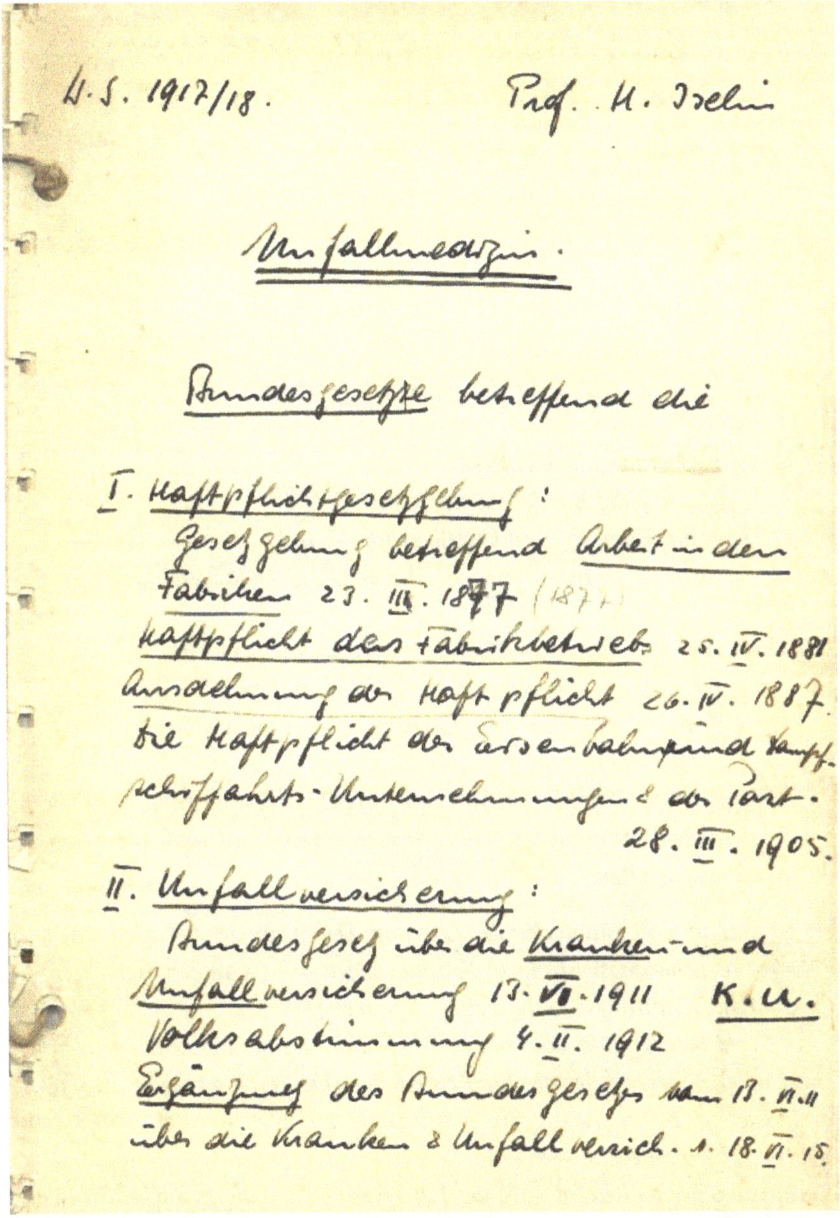

W.S. 1917/18.   Prof. H. Iselin

<u>Unfallmedizin.</u>

<u>Bundesgesetze</u> betreffend die

I. <u>Haftpflichtgesetzgebung</u>:
Gesetzgebung betreffend Arbeit in den Fabriken 23. III. 1877 (1871)
Haftpflicht der Fabrikbetriebe 25. IV. 1881
Ausdehnung der Haftpflicht 26. IV. 1887
Die Haftpflicht der Eisenbahn- und Dampfschiffahrts-Unternehmungen & der Post. 28. III. 1905.

II. <u>Unfallversicherung</u>:
Bundesgesetz über die <u>Kranken- und Unfallversicherung</u> 13. VI. 1911   K. u.
Volksabstimmung 4. II. 1912
Ergänzung des Bundesgesetzes vom 13. VI. 11 über die Kranken & Unfallversich. v. 18. VI. 15.

Abb. 3: Seite 1 der Aufzeichnungen WS 1917/18.

W.S. 1917/18 Prof. H. Iselin
Unfallmedizin
Bundesgesetze betreffend die

I. Haftpflichtgesetzgebung:
Gesetzgebung betreffend Arbeit in den Fabriken 23.III.1877
Haftpflicht des Fabrikbetriebs 28.IV.1888
Ausdehnung der Haftpflicht 26.IV.1887
Die Haftpflicht der Eisenbahn- und Dampfschiffahrts-Unternehmungen der Post
28.III.1905

II. Unfallversicherung:
Bundesgesetz über die Kranken- und Unfallversicherung 13.VI. 1911
K.U.
Volksabstimmung 4.II.1912
Ergänzung des Bundesgesetzes vom 13.VI.11
über die Kranken- und Unfallversich. V. 18.VI.15
Verordnung I über Unfallversicherung. Das Unfallversicherungsgesetz gilt v. 1918
an, des knüpft an das Haftpflichtversicherungsgesetz an
Maximum des Versicherungsgeldes (Haftpflicht). Es darf den 6-fachen Jahreslohn nicht überschreiten und ist nicht höher als 6'000 Frs (Fabrikgesetz)
K.U. Bis § 50 handelt es von dem Versicherungsgeb(äude). In Luzern. Nachher Bestimmungen über Bez(iehungen) mit anderen Versicherungsanstalten.

Art. 67 enthält Gegenstand der Versicherung: Definition der Betriebsunfälle.
§ 72-78 Versicherungsleistungen: Krankenpflege & - (Kranken)Geld, - Invalidenrenten, Bestattungsentschädigung. Krankengeld wird vom 3. Tag an ausbezahlt und beträgt 80% des Lohnes. Maximum des für Berechnung in Frage kommenden Jahresverdienstes für Renten ist 4'000 Frs. Maximum des Tagesverdienstes ist 14 Frs. Abzug für Spitalkosten darf nicht grösser als 3/4 sein, wenn er für jemand zu sorgen hat.
§ 76 Invalidenrente beträgt 70% des Jahresverdienstes, dieses darf nicht höher als 4'000 Frs sein.

§ 80 Revision kann vom Versicherten in den ersten 3 Jahren jederzeit verlangt werden.
§ 81 Wenn sich einer auf Verlangen der Gesellschaft nicht neuerdings zur Untersuchung stellt und Besserung wahrscheinlich ist, so verliert er seine Rente ganz od. teilweise. (<u>Behandlungszwang</u>).
Abschrift: Leistungen
<u>Unfall K.U.</u>
<u>Krankengeld</u> ab 3. Tag. 80% des entgangenen Lohnes (Mehrbetrag über 14.- Frs nicht berücksichtigt). Für besondere Wartung + Spital bis 3/4. Bei Angehörigen nicht mehr als 1/2 K.Geld.
<u>Rente</u> 70% des Jahresverdienstes, nicht über frs 4000 (ev. weniger als 4'000)
<u>Revision</u> erste 3 Jahre jederzeit, nachher nach 6 und 9 Jahren.
<u>Nach Haftpflichtgesetz.</u>
Heilungs- & Verpflegungskosten (bei Spital minus Spitalfranken) Entgangener voller Lohn. Vorübergehende E.E. (Erwerbseinbusse) od. A.U. (Arbeits-Unfähigkeit), total oder teilweise % aus vollem Jahresverdienst berechnet. Entschädigungsmaximum 6 faches Jahresverdienst od. frs 6'000. Kosten für ärztl. Behandlung und Verpflegung im Maximum nicht inbegriffen.

Nichtbetriebsunfälle werden zu 3/4 vom Arbeiter bezahlt, 1/4 bezahlt der Bund.
Im Juli 1871 das erste Haftpflichtgesetz (in Deutschland). In Deutschland ist 1/3 der Bev(ölkerung) versichert. Folge dieser Versicherungen ist die Unfallmedizin!
Organ der Versich. in Deutschland ist die **<u>B.G.</u>** (Berufsgenossenschaft).
Kleine Unfälle gelangen an die örtlichen Krankenkassen, nur grosse an die B.G.
<u>Unfallbegriff</u>: Def. Von Bundesgericht: «Als Unfall erscheint die körperschädigende plötzliche unfreiwillige Einwirkung eines anderen Geschehens auf den Menschen.»
Abschrift:
<u>Hinterlassenenrenten</u>: Witwe bei Tod oder Wiederverschlechterung 30%
Ausserdem: Jedes Kind 15%, Völlige Waise 25% (bis zum zurückgelegten 16. Altersjahr. Ausserehelische Kinder mitinbegriffen sofern Vaterschaft anerkannt.
<u>Gesamtbetrag</u> der Hinterlassenenrenten 60% zusammen im Maximum. Bei Wiederverehelichung der Witwe 3 x Jahresverdienst.

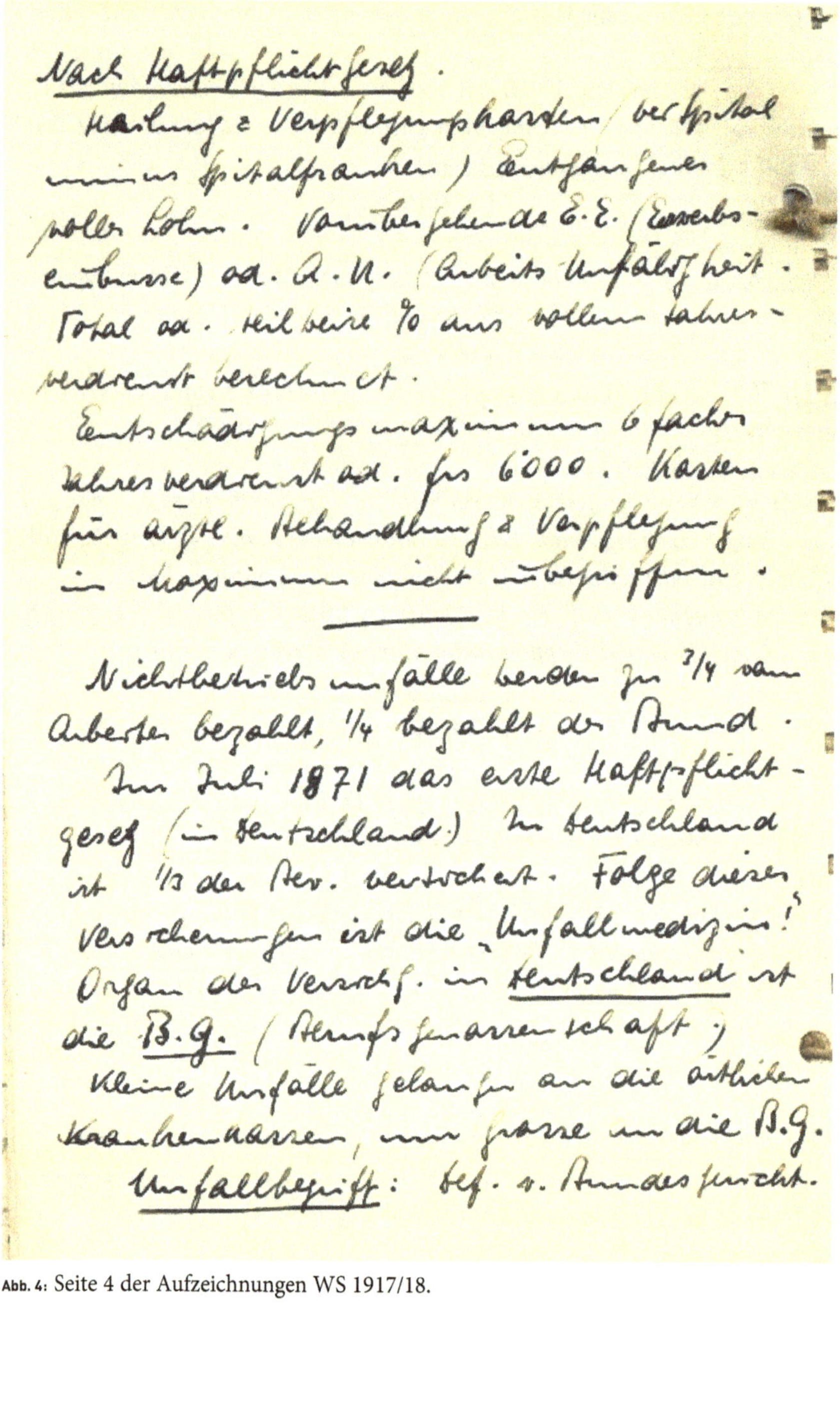

Nach Haftpflichtgesetz.

Heilung & Verpflegungskosten (bei Spital minus Spitalfranken) Entschädigung voller Lohn. Vorübergehende E.E. (Erwerbseinbusse) od. A.U. (Arbeitsunfähigkeit). Total od. Teilbeide % aus vollem Jahresverdienst berechnet.

Entschädigungsmaximum 6 facher Jahresverdienst od. Frs. 6000. Kosten für ärztl. Behandlung & Verpflegung im Maximum nicht inbegriffen.

Nichtbetriebsunfälle werden zu ¾ vom Arbeiter bezahlt, ¼ bezahlt der Bund.

Im Juli 1871 das erste Haftpflichtgesetz (in Deutschland.) In Deutschland ist ⅓ der Bev. versichert. Folge dieser Versicherungen ist die „Unfallmedizin". Organ der Versich. in Deutschland ist die B.G. (Berufsgenossenschaft.)

Kleine Unfälle gelangen an die ärztlichen Krankenkassen, nur grosse in die B.G.

Unfallbegriff: bef. v. Bundesgericht.

Abb. 4: Seite 4 der Aufzeichnungen WS 1917/18.

Militärversicherung (K.u.U.) Krankengeld für 30 Tage nach Ablauf des Dienstes- Für Off. 5 Frs & Soldaten 3 Frs Krankengeld, nachher je nach Tagesverdienst 70% des Verdienstes, Maximum 7'00 Frs. Bei gänzlicher E.E. 70% des 200fachen Tagesverdienstes, Sterbegeld 40 Frs.
Hinterlassenenpension:
Wittwe 40%, mit pensionsberechtigten Kindern 65%. 1-2 völlige Waisen jedes 25%, mehr als 2 zusammen 65% bis zum zurückgelegten 16. Altersjahr. Wenn keine Wittwe od. Kinder da, erhalten Vater od. Muttr 20%. Beide zusammen 35% lebenslänglich, elternlose Geschwister 15%.
Mehrere zusammen 25% bis zum 18. Jahre. Bei völliger Erwerbsunfähigkeit bis zum 18. Jahr wie bei K.U.
Unfalldefinition nach Kaufmann[5]
«Als Unfall im Sinne der Haftpflicht- und Unfallversicherungsgesetze erscheint die körperschädigende plötzliche und unfreiwillige Einwirkung eines äusseren Geschehens auf den Menschen».
Elemente der Definition:

1. Schädigende Einwirkung
2. Einwirkung auf den menschlichen Körper, Sachschaden, Personenschaden
3. Einwirkung eines mehr oder weniger ungewöhnlichen Faktors
4. Einw(irkung). eines äusseren Faktors
5. Plötzliche Einwirkung
6. Nicht beabsichtigte Einwirkung

---

[5] Constantin Kaufmann (1953-1937) Schweizer Chirurg, Gründungsmitglied mit Carl Thiem (1852-1917) und Albert Hoffa (1859-1907) der «Abtheilung für Unfallheilkunde» der Deutschen Gesellschaft für Chirurgie. Kaufmann forderte in der ersten Sitzung dieser *Abtheilung für Unfall-, Heil-und Gesetzeskunde* im September 1884 als Erster «Die Notwendigkeit der Vorbildung der Ärzte in der Unfallheilkunde» sowie «die Erhaltung und Wiederherstellung der durch die Unfallverletzungen gefährdeten Arbeitskraft» ein. Verfasser des: «Handbuchs für Unfallverletzungen. Mit Berücksichtigung der deutschen, österreichischen und schweizerischen Rechtsprechung in Unfallversicherungs- und Haftpflichtsachen». Für Ärzte, Versicherungsbeamte und Juristen. Stuttgart, Enke 1897.

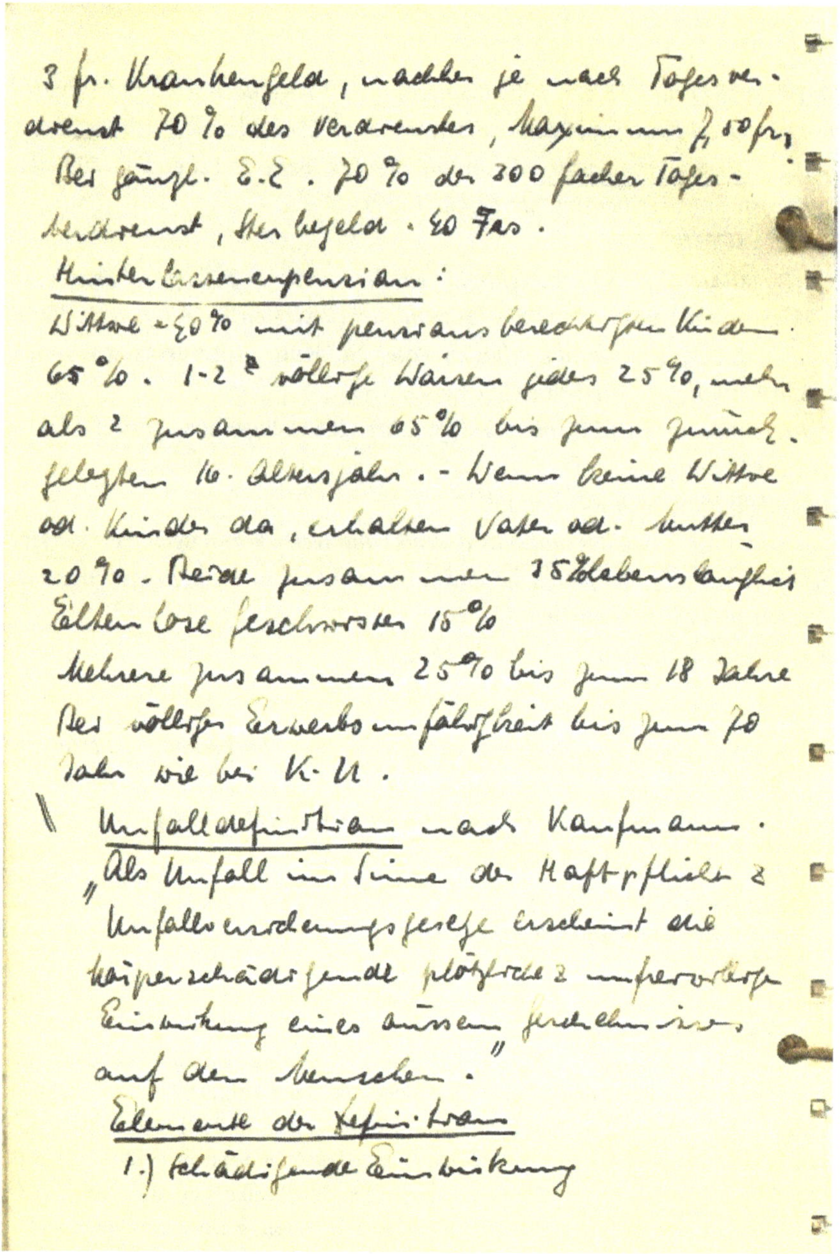

3 fr. Krankengeld, nachher je nach Tagesverdienst 70 % des Verdienstes, Maximum fr. 10 fr.
Bei gänzl. E.-U. 70 % der 300 fachen Tagesverdienst, aber bejahrt. 40 Frs.
Hinterlassenenpension:
Wittwe = 30 % mit pensionsberechtigten Kindern 65 %. 1-2 völlige Waisen jedes 25 %, mehr als 2 zusammen 65 % bis zum zurück gelegten 16. Altersjahr. – Wenn keine Wittwe od. Kinder da, erhalten Vater od. Mutter 20 %. Beide zusammen 35 % lebenslänglich. Eltern lose Geschwister 15 %
Mehrere zusammen 25 % bis zum 18 Jahre Bei völliger Erwerbsunfähigkeit bis zum 70 Jahr wie bei K.-U.

Unfalldefinition nach Kaufmann.
„Als Unfall im Sinne der Haftpflicht u. Unfallversicherungsgesetze erscheint die körperschädigende plötzliche u. unfreiwillige Einwirkung eines äußeren Geschehnisses, auf den Menschen."
Elemente der Definition
1.) schädigende Einwirkung

Abb. 5: Seite 6 der Aufzeichnungen WS 17/18.

Simulation
Aggravation. Der Ausdruck sollte aber vermieden werden. Man spreche v. Übertreibung.
Simulation von:

a) Subjektive Symptome
b) Objektiv neu
c) Zusammenhang zw. Schädigung & Trauma

Subjektive Sympt.: Dauernder Kopfschmerz nach Kopfschuss-Verletzungen ist sehr selten.
Wenn der Pat. die Druckpunkte von verschiedenen Nervenstämmen, z.B. Trigeminus genau angeben kann, ist wahrsch. Neuralgie vorhanden.
Schwindel: Prüfung mit warmem & kaltem Wasser im Ohr. Man lässt den Pat. den Kopf bücken und nach ca. 1 Min. tritt Pulsbeschleunigung ein bei Schwindel.
Hirnverletzungen ohne Schädelverletzung sind schwierig zu begutachten.
Neuralgien bei bei Fabrikarbeiterinnen auch bei Alkoholikerinnen (an Ta... p. P. denken)
Lumbago traumatisch: kommt vor. Man findet aber gar nichts äusserlich. Nach Muskelhernien suchen.
Spondylitis tbc: Befunde aufs Röntgenbild abstellen. Bestimmte Angaben bei Untersuchung.
Ischias: Druckpunkte prüfen; Ischiasphänomen.
Temperaturtäuschung: Kontrollmessung.
Veränderungen im Urin: Es gibt aber einen traumatischen Diabetes! Albumin kann bei Erregungszuständen im Urin vorkommen.
Gelenkgeräusche werden oft als pathologisch hingestellt. Eingelenkige Muskeln atrophieren, wenn das betreffende Gelenk krank ist (Deltoideus), zweigelenkige nicht.
Gewohnheitskontrakturen kommen vor, am meisten bei Hohlfuss nach Knöchelbruch.
Simulation v. Blindheit auf 1 Auge: man lässt rote Buchstaben an der Wand lesen, gibt dann ein rotes Glas vor das gesunde Auge, wenn er weiterliest, so simuliert er Blindheit, denn die roten Buchstaben werden durch das rote Glas nicht gesehen, er sieht also auf dem anderen Auge.

Selbstverstümmelungen: Drüsenschwellungen vortäuschen durch Paraffininjektion. Conjunctivitis durch Reiben. Klopfoedem auf dem Handrücken. Wird am besten im Gipsvervand geheilt. Am besten man legt ein Glasstück in einen gew(ickelten) Verband, um den Mann hereinzulegen. Artifizielle «luetische» Geschwüre werden mit Höllsteinstift geätzt. Siegellack auftäufeln.

Schadenersatz: Die Arztwahl ist frei. Darunter sind aber nur patentierte Ärzte gemeint. Keine Quacksalber und keine Apotheker.
Heilung: Die funktionelle H. dauert mindestens 2 Mt. länger als die anatomische.

Einbusse an Erwerbsfähigkeit ist dauernd: wird eingeteilt in %. Grad der Erwerbseinbusse sehr schwierig festzustellen. E(inbusse) an Arbeitsfähigkeit, wenn die Sache vorübergehend ist. In der Regel geht man nicht unter 10% (Was sagt das?). Abstriche wegen «Zufall».
Komkurrierendes Mitverschulden. Reduktion wegen früherer Verletzung. Wenn durch die frühere Verl. die Arbeitsunfähigkeit grösser ist, als sie allein durch die gegenwärtig Verletzung geworden wäre.
Berechnung bei dauernder Erwerbseinbusse nach Kapitalisierungswert 1 Frankens für das betr. Altersjahr des Patienten:

Schätzungen	Thiem	Kaufmann	Koch de Quervain
Versteiftes Schultergelenk	50 %	10 – 25 %	50 – 58 ½ %
Versteiftes Handgelenk	20 %	45 %	22 – 30 %

Auszug aus den Aufzeichnungen im Sommersemester 1918

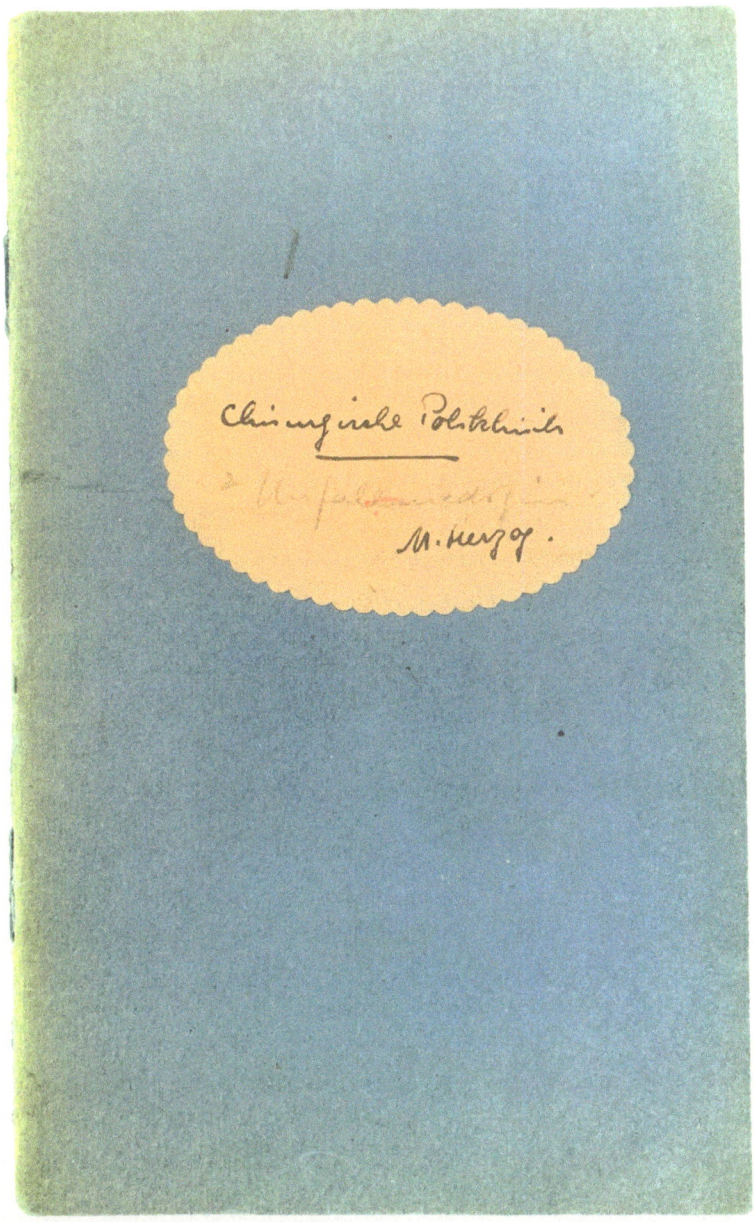

Abb. 6: Umschlagseite des Oktavhefts.

Begutachtung
Vorgedruckte Formulare
Diagnose, Befund, Prognose (Vorsicht)

1) Befundbericht Vorsichtig, als Akt wertvoll bei K.u.U., ev. bei Gerichtsverfahren, Befund genau, auch psych. Zustand (Alkohol)
2) Zwischenbericht Verlauf
3) Schlussgutachten Zustand

Arbeitsfähigkeit in %, dauernder oder vorübergehender Schaden. Ev. Spezialist! In Privatgutachten. Obergutachten: keine Kritik d. früher behandelnden Arztes. Nachträge von Arzt holen. Hoch die Kollegialität! Für die Folge einseitiger Begutachtung haftbar.

Spezielles zur Begutachtung
Differentialdiagnose zwischen Frakturen und normalen anatomischen Verhältnissn z. B. Knochenkernen. Apophysitis in Tibia, in Scapula unter dem Angulus ein Kern. In Patella auf Vorder- und Unterseite (sog. Patella bipartita, persistierender Knochenkern) am Condylus ext. d. Femurs. Verknöcherung d. Ansatzes des Lig. collat. lat. sog. Stieda[6]*. Bei dérangement interne ist die Deutung oft schwierig, ev. mit Hilfe von O2-Füllung ins Gelenk.*

Arthritis deformans an Wirbelsäule: Wirbelkörper wird bogenförmig ausgezogen (chinesisch). Das Lig. spinos. kann verknöchern.

Im Tuber calcan. grosser Knochenkern proc. tali posterior oft besonders angelegt. Ankylosierende Erkrankung d. W.S. Strümpell-Maria Krankheit, Rhizomelie.

Unt. Extr(emität). Beckensenkung-drehung-neigung wird im Hüftgelenk vollzogen, vermittels der Glutaei: Trendelenburg. Sind sie gelähmt, und steht Pat. auf gesundem Bein, so kann er die Hüfte nicht heben, sie sinkt nach unten. Negativ. Trendelenburg.

Begutachtung Es muss ein Causalzusammenhang zwischen Krankheit u. Unfall bestehen

1) Unfall muss nachgewiesen werden, 2) Verletzung muss von gewisser Stärke gewesen sein. Man ist berechtigt Zusammenhang von Krankheit und Unfall anzunehmen bei einer unteren Grenze von 3 Wochen und einer oberen von 3 Jahren ...

---

[6] Nach dem Anatomen Ludwig Stieda (1837–1918).

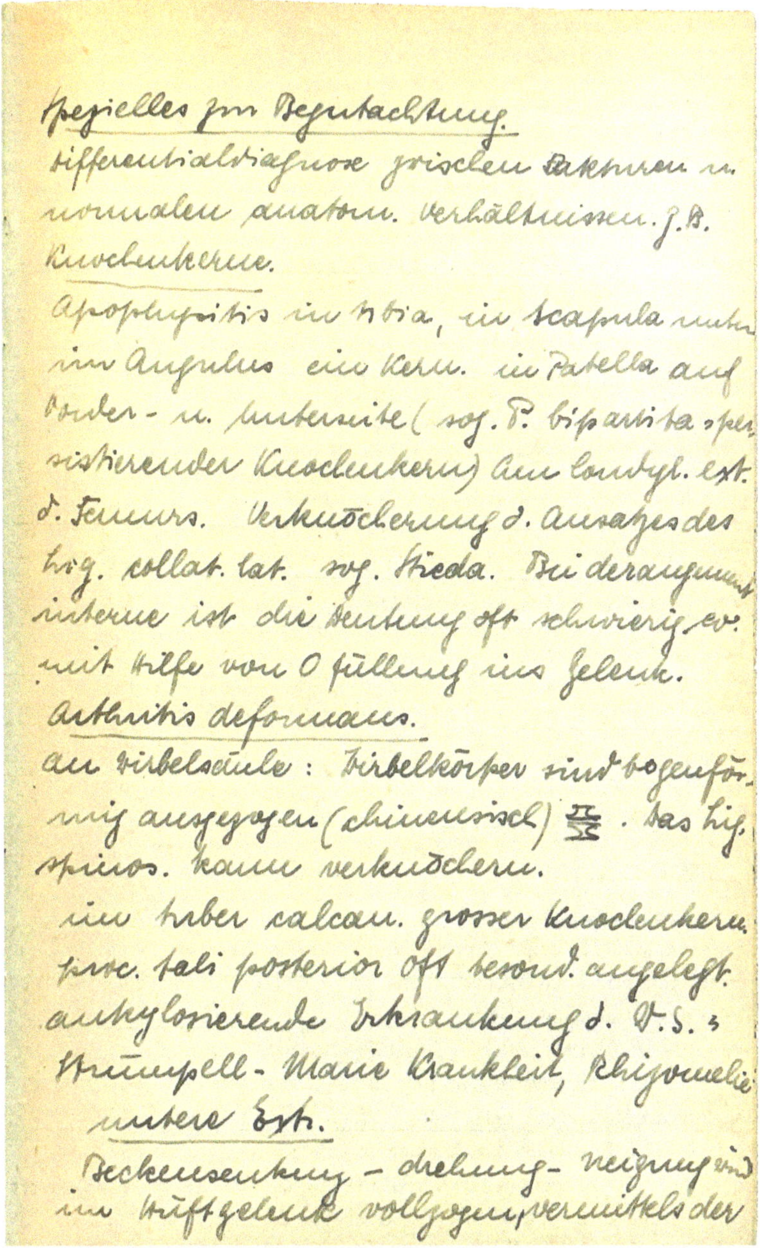

Spezielles zur Begutachtung.
Differentialdiagnose zwischen Fakturen u.
normalen anatom. Verhältnissen. z.B.
Knochenkerne.
Apophysitis in tibia, in scapula unter
im Angulus ein Kern. in Patella auf
Vorder- u. Hinterseite (sog. P. bipartita oder persistierender Knochenkern) am Condyl. ext.
d. Femurs. Verknöcherung d. Ansatzes des
lig. collat. lat. sog. Pieda. Bei der augm.
interne ist die Deutung oft schwierig, ev.
mit Hilfe von O Füllung ins Gelenk.
Arthritis deformans.
an Wirbelsäule: Wirbelkörper sind bogenförmig ausgezogen (chinenvisch) ≡. das lig.
spinos. kann verknöchern.
im tuber calcan. grosser Knochenkern.
proc. tali posterior oft besond. angelegt.
ankylosierende Erkrankung d. W.S. =
Strümpell-Marie Krankheit, Rhizomelie
untere Ext.
Beckensenkung-drehung- neigung im
im Hüftgelenk vollzogen, vermittels der

Abb. 7: Seite 38 der Aufzeichnungen Sommersemester 1918.

3. Hans Iselin

Vorbemerkung

I Kontext

Anlass für die Beschäftigung mit dem hier behandelten Thema war die Erteilung eines Lehrauftrags für Unfallmedizin im Jahr 1917 – also vor 100 Jahren – an den Basler Chirurgen Prof. Hans Iselin-Haeger (1878–1953), das dadurch geweckte Interesse einer Gruppe von Orthopäden und Traumatologen[7] an der Aufarbeitung der Entwicklung dieser Disziplin und die erstmalige Sichtung des umfangreichen, bisher nicht aufgearbeiteten, persönlichen Nachlasses des Lehrbeauftragten, der diese Aufgabe bis zum Erreichen der Altersgrenze 1948[8] wahrgenommen hatte. Seine Nachfolger waren Fritz Lang[9] (1948–1954),

---

[7] Proff. em. Müller Werner, Dick Walter, Hefti Fritz, Regazzoni Pietro, Prof. Hintermann Beat, Proff. Friederich Niklaus, Jakob Marcel, PD Dr. Rikli Daniel, Dr. Iselin Lukas.
[8] Regierungsratsbeschluss vom 29.10.1948.
[9] Fritz Lang (26.02.1902 Zürich – 05.06.1976 Luzern). Medizinstudium Zürich. Promotion 1927. Ab 1932 in der Suva tätig, ab 1936 als Stv. Oberarzt, ab 1951 Oberarzt und 1954–1970 Direktor der Suva. Habil. 1941. 1948–1951 a.o. Prof. Unfallmedizin Basel. 1951–1970 a.o. Prof., ab 1970 o. Prof. Univ. Zürich. Literatur: Lang, F. (1945). Unsere Erfahrungen mit den Staublungen ‹Krankengut der Suva 1932–1943›. S.l.: s.n. Lang, F., & Schweizerische Unfallversicherungsanstalt. (1950). Die Entschädigung der Silikose in der Schweiz: Erfahrungen der Schweizerischen Unfallversicherungsanstalt Suva. Darmstadt: D. Steinkopff. Lang, F. (January 01, 1962). Stellung und Aufgaben der schweizerischen Unfallversicherungsanstalt (Suva). Veska, 26, 657–658.

Fritz Becker[10] (1954–1956), Henry Nigst[11] (1956–2008) und Karl Martin Pfeiffer[12].

Der unten stehende Text ist die Transkription eines am 2. November 2016 im persönlichen Nachlass-Archiv des Hans Iselin-Haeger aufgefundenen Konvoluts von Typoskripten zum Thema Unfallmedizin. Standort des Archivs ist das ehemalige Domizil des Lehrbeauftragten an der Birmannsgasse 11 in Basel.

Ein kurzer Auszug des 10 Seiten umfassenden, nicht datierten Textes erscheint in der 1943 im Auftrag der Regenz verfassten Schrift «DIE UNIVERSITÄT BASEL IN DEN JAHREN 1914–1939»[13], was auf eine Entstehungszeit nach 1939, aber vor der Drucklegung 1943 spricht. Er betrifft den ersten Abschnitt mit der Schilderung der Geschichte des Instituts für Unfallmedizin.

Der Text ist also im Rückblick auf rund 25 Jahre Lehr- und Forschungstätigkeit entstanden. Zum Konvolut gehört auch eine zweiseitige Abrechnung für den Aufwand des Instituts für Unfallmedizin der Jahre 1932–1940, eine zweiseitige Zusammenstellung der wissenschaftlichen Tätigkeit des Instituts in den Jahren 1936–1940, ferner der Vorlesungsplan für das Wintersemester 1943/44 sowie ein 208 Seiten umfassendes Skriptum der theoretischen Vorlesung über Unfallmedizin, vermutlich für den gleichen Zeitraum.

---

10   Becker Fritz (1901–1956) Chefarzt der Chirurgischen Klinik am Rätischen Kantonsspital Chur. Herausgeber zusammen mit Alfred Brunner und Carl Henschen, eines Lehrbuchs der Chirurgie, Basel, Schwabe Verlag 1949.
11   Nigst Henri (1919 Biel – 2008 Basel) Handchirurgie. Lehrauftrag für Unfallmedizin 1957, erweitert 1959 auf Unfallmedizin und Chirurgie des Bewegungsapparates. Quelle: Bull. SAMW, Online Auszug: http://e-periodica.ch/cntmng?pid=sam-001:1960:16::591, Ref.: http://link.springer.com/chapter/10.1007%2F978-3-7985-1777-6_57#page-1. Literatur: Nigst, H. (1965). Chirurgie in der täglichen Praxis. Stuttgart: Hippokrates Verlag. Nigst, H. (January 01, 1972). Rehabilitation und Invalidenversicherung. Versicherungsmedizin: Ein Leitfaden für Studenten, Gutachter und Praktizierende Ärzte, 59–67. Buck-Gramcko, Dieter: Henri Nigst, in: Ein Leben für die Handchirurgie, 100 Lebensbilder. Springer Verlag 2007.
12   Pfeiffer, Karl Martin (10.11.1927–27.08.2012). Quelle: Nachruf P.Regazzoni SAeZ.
13   Boner Georg: Die Universität Basel in den Jahren 1914–1939, 144.

Damit engt sich der Entstehungszeitpunkt des unten stehenden Texts zwischen 1941 und 1942 ein.

Die Geschichte der *Unfallmedizin* wird auch in Edgar Bonjours «Die Universität Basel 1460–1960» in einem eigenen Abschnitt behandelt.[14]

Ein für die Auswertung des Nachlasses wertvolles, noch nicht voll erschlossenes Dossier ist ein mit «Unfallmedizin» beschrifteter Aktenordner, mit Korrespondenzen zur Unfallmedizin ab dem Jahr 1918. Darunter sind Korrespondenzen mit zahlreichen der im unten stehenden Text angesprochenen Personen, Institutionen und Behörden, u. a. auch Autographen, z. B. vom Vorsteher des Gerichtsmedizinischen Instituts, Prof. Schönbein, oder von demjenigen des entsprechenden Instituts in Zürich, Prof. Zangger.

II Begriffsklärung

Wer im Januar 2017 im Internet mit der Suchmaschine GOOGLE nach dem Begriff *Unfallmedizin* sucht, wird als erstes gefragt, ob «Notfallmedizin» gemeint sei.

Wer sich dadurch nicht fehlleiten lässt, wird rasch auf die Website der *DGUV, der Deutschen gesetzliche Unfallversicherung* gelangen. Damit ist offensichtlich, dass hier ein in der Medizin geläufiger Begriff eng mit dem Versicherungswesen verknüpft ist und dass im deutschsprachigen Raum der Sozialversicherung eine dominante Funktion zukommt. In der internationalen, vor allem der englischsprachigen Literatur führt der Suchbegriff «Accident Medicine» ins Leere. Losgelöst vom jeweils unterschiedlichen sozialpolitischen bzw. sozialversicherungsrechtlichen Hintergrund wird die medizinische Beschäftigung mit dem Unfall heute unter dem Begriff **Traumatologie** abgehandelt, in der Chirurgie mittels des Synonyms Unfallchirurgie, in nicht operativen Fachdisziplinen weiter differenziert, so z.B. in der Psychiatrie unter dem Stichwort *Psychotraumatologie*.

Im sozialrechtlichen, sozialmedizinischen, versicherungsrechtlichen Kontext stehen heute die Begriffe *Versicherungsmedizin* und *Arbeitsmedizin* im Vordergrund.

---

14   Bonjour Edgar: Die Universität Basel 1460–1960, Basel, Helbing und Lichtenhahn, 1960, 623–624.

Die breite Streuung von Begriffen im Umfeld der Unfallmedizin und die Argumentation des Autors, ab der Übernahme des Lehrauftrags für dieses Lehrfach vor 100 Jahren der zu behandelnden Thematik in Theorie und Praxis klare Konturen zu geben und die heute in den Fachbereichen Unfallchirurgie, Traumatologie, Versicherungsmedizin und Arbeitsmedizin je separat behandelten Fragestellungen in einer Gesamtschau darzustellen, machen das besondere Interesse des im Folgenden vorgestellten Dokuments aus.

Was in der nachfolgenden Darstellung der Geschichte der Unfallmedizin nur in Ansätzen skizziert ist, wird im bereits erwähnten, noch zu erschliessenden Skriptum für das Wintersemester 1943/44 en détail zu analysieren sein. Das Vorliegen einer wertvollen seriellen Quelle, der Vorlesungsmanuskripte einer Studentin[15] aus dem Jahr 1917/18 gibt dazu einen ersten Einblick.

III Transskription des Typoskripts inkl. Annotationen

Zur Geschichte der Unfallmedizin

Die Geschichte des **unfallmedizinischen Instituts der Universität Basel** ist bald erzählt. Ein Gründungsdatum kann nicht angegeben werden; es ist weder offiziell geboren, noch aus der Taufe gehoben worden, sondern mehr oder weniger illegitim, langsam und dürftig aus den praktischen und wissenschaftlichen Bedürfnissen des Lehrfaches herangewachsen. Es wird im Register des Erziehungs-Departementes und Universitätsverzeichnis seit 1920 aufgeführt. Es dient vor allem der Unterbringung des wissenschaftlichen Materials, der kleinen Handbibliothek, und als Arbeitsraum für wissenschaftliches Arbeiten, gelegentlich auf Dissertationen. Das Arbeiten im Institut ist dadurch erschwert, dass kein Personal zur Verfügung steht; der Unfallmediziner deshalb im eigenen Haus seine Arbeit und mit eigenem Personal durchführt, die Doktoranden nur ausnahmsweise im Institut arbeiten. Aus der daraus resultierenden geringen Beanspruchung der Räumlichkeit wurde behördlicherseits auf Mangel an Bedürfnis geschlossen und das Institut entsprechend behandelt, d. h. von einem Ort zum anderen disloziert: Totengäss-

---

15 Martha Herzog s. o.

lein 3[16] (1926-29), Rheinsprung 21[17], im Kleinen Rollerhof[18], Totengässlein 3 (1933-38); zurzeit befindet es sich im Petersschulhaus[19]. Im Projekt des Physikalischen Instituts war in dem regierungsrätlichen Ratschlag, zur Begründung des grossen Raumbebedürfnisses, auch das Institut für Unfallmedizin aufgeführt, bei der definitiven Raumverteilung aber nicht berücksichtigt worden. Mit der Erteilung des Lehrauftrags war kein Institutskredit verbunden; erst im Jahr 1920, auf Antrag des Fachvertreters an die Med. Fakultät hin, wurde von Erziehungs-Departement ein Jahreskredit von 300.- Fr. bewilligt. Trotz seiner Kleinheit wurde auch dieser, wie die grossen Kredite der grossen Institute und Kliniken, um 10%, d.h. bis auf 270.- Fr. gekürzt: der Kredit hätte nicht gekürzt, sondern erhöht werden sollen. Er wird verwendet für die Herstellung von Demonstrationsmaterial, Vergütung an Patienten für den unfallmedizinischen Unterricht, für diesen wichtiger Arbeiten, sowie für Schreib- und Sammelarbeit. Durch diese Ausgaben wurde der Kredit jährlich um durchschnittlich 1'200.- Fr. überschritten[20]. Diese Mehrkosten, obgleich als berechtigt anerkannt, sind dem Institutsleiter bisher nicht vergütet worden.

Auf Antrag des Inhabers des Lehrauftrags sind seit 1916 25 Dissertationen[21] aus dem Institut erschienen. Von den eigenen Arbeiten seien nur einige für den Ausbau des unfallmedizinischen Unterrichts wichtige aufgeführt:

---

16   Totengässlein 3, Basel. Heute Sitz des Pharmazie-Historischen Museums.
17   Rheinsprung 21, Basel. Damals Sitz des Mathematischen Instituts, heute des Departements für Gesellschaftswissenschaften der Universität Basel.
18   Kleiner Rollerhof, Augustinergasse 8, Basel, heute Teil des Museums der Kulturen bzw. des Museum-Bistros.
19   Petersschulhaus, Peterskirchplatz 5, Basel. Erbaut nach dem Entwurf von Arch. Hans Mähly, http://www.e-periodica.ch/cntmng?pid=wbw-002:1929:16::1784. Vorausgegangen war dem Schulhausbau ein heftiger Architekturstreit, ausgelöst durch die Ablehnung eines kühnen Projekts der Architekten Hannes Meyer (Bauhaus) und Hans Wittwer, https://deu.archinform.net/projekte/1351.htm.
20   Abrechungen der Jahre 1932-1940 im Nachlass Hans Iselin.
21   Cf. die im Todesjahr 1953 entstandene maschinengeschriebene Liste: «Im Druck erschienene wissenschaftliche Arbeiten von Prof. Dr. med. Hans Iselin». Diese weist zwischen 1916 und 1952 insgesamt 45 Dissertationen zu unfallmedizinischen (d.h. traumatologische, arbeits- und versicherungsmedizinische Berufskrankheiten betreffenden)

1916 Die Kreuzbeinwage. – Würdigung eines bisher ungebrauchten Verfahrens zur unteren Extremitäten-Messung[22]
1917 Die Wundbehandlung im Reservelazarett[23]
1920 Zur Messung und Behandlung des Knickfusses[24]
1930 Von den Beziehungen zwischen Geschwulstbildung und akzidentellem Trauma[25]
1932 Mess-Methodik für die unfallmedizinische Begutachtung (Messbüchlein)[26]
1933 Die Entwicklungsmechanik als orthopädisches Behandlungs-Prinzip. Die gestaltenden Wirkungsweisen und Regeln Wilhelm R o u x' als Wegweiser für Denken und Handeln des Orthopaeden[27]
1936 Chirurgische Beobachtungen über die Mitwirkung des Sympathikus bei der Entstehung von Krankheiten[28]
1938 Rheuma und Sympathikus. Indikationen zur Nachbehandlung von Verletzungen des Bewegungsapparates[29]
1940 Die Amputation der oberen Extremität[30]

Themen nach. Zu Details siehe die WORLD CAT referentierte und kommentierte Transkription dieser Liste (in Vorbereitung).
22   In: Bruns Beiträge zur klinischen Chirurgie Bd. 102, 1916, Sonderheft.
23   Iselin, H. (1917). Die Wundbehandlung im Reservelazarett. Tübingen: Verlag der H. Laupp'schen Buchhandlung.
24   Iselin, H. (1920). Zur Messung und Behandlung des Knickfusses. Basel: Benno Schwabe.
25   Iselin, H. (1930). Von den Beziehungen zwischen Geschwulstbildung und akzidentellem Trauma. Basel: Benno Schwabe.
26   Iselin, H. (1932). Mess-Methodik für die unfallmedizinische Begutachtung: (Messbüchlein). Basel: Benno Schwabe.
27   Iselin, H., Roux, W., & Naturforschende Gesellschaft. (1933). Entwicklungs-Mechanik als orthopädisches Behandlungsprinzip: Die gestaltenden Wirkungsweisen und Regeln Wilhelm Roux' als Wegweiser für Denken und Handeln des Orthopäden; Vortrag, gehalten in der Naturforschenden Gesellschaft Basel am 15. März 1933. (Schweizerische medizinische Wochenschrift; 63.1933, 20–22.) Basel: Benno Schwabe.
28   Manuskript? Publikation in World Cat nicht nachweisbar.
29   Iselin, H. (1938). Rheuma und Sympathikus. Basel: Benno Schwabe.
30   Iselin-Haeger, H. (1940). Die Amputationen der oberen Extremität. Basel: Benno Schwabe.

168 Anhang

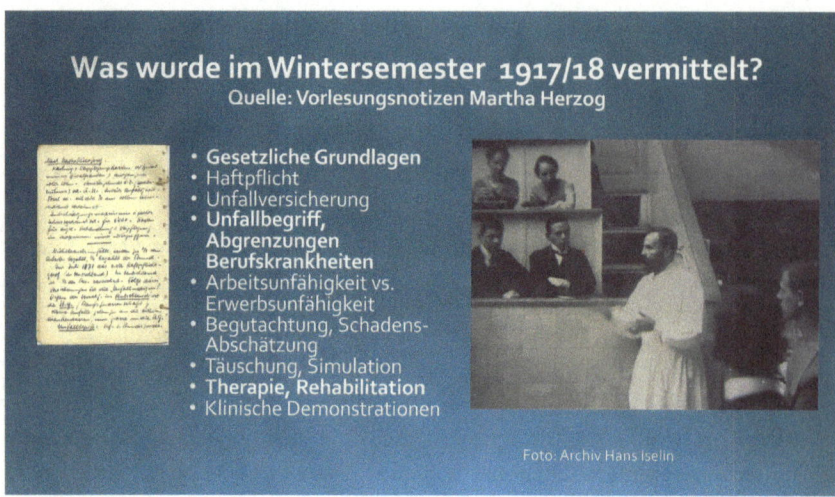

Abb. 8: Hans Iselin im Hörsaal, zw. 1917 und 1920.

Zur Geschichte des unfallmedizinischen Unterrichts

Da die Unfallmedizin eigentlich erst in der zu bearbeitenden Zeitspanne von 1914–1939 in der Hauptsache als wissenschaftliches Sonder- und medizinisches Prüfungsfach entstand, also in der Universitätsgeschichte wohl erstmalig besprochen wird[31], und weil sie ferner auch eine schweizerische Schöpfung ist, erscheint es dem Berichterstatter gerechtfertigt, einen den vorgeschriebenen Rahmen vielleicht überschreitenden Abriss über die Entstehungsgeschichte des neuen Lehrfaches zu geben.

Die Unfallmedizin ist durch die Verordnung des Bundesrates vom 29. November 1912 zum offiziellen Lehr- und Prüfungsfach geworden und zwar als Folge der Annahme des Kranken- und Unfallgesetzes durch Volksabstimmung vom 13. Juni 1911[32].

---

31 Dieser Abschnitt hat im Gegensatz zur vorangegangenen Schilderung der Geschichte des unfallmedizinischen Instituts nicht Eingang in die Geschichte der Universität gefunden, wie dies der Berichterstatter vermutlich gehofft hatte.
32 https://www.admin.ch/opc/de/classified-compilation/19110016/.

Dieses stellte die Anforderung an die medizinischen Fakultäten, gemeinsam mit dem Departement des Innern[33] und dem Bundesamt für Gesundheit[34] und der Eidg. Prüfungskommission[35] einen entsprechenden Unterricht auszubauen. «Für die Unfallmedizin muss erst ein Lehrauftrag erteilt werden, er hat bis jetzt gefehlt», heisst es in einem Bericht von 21. Juni 1913 des Erziehungsdepartements an den Regierungsrat[36].

Am 2. Juli 1913 beschloss dieser die «Erteilung eines Lehrauftrags für Unfallmedizin an Prof. Haegler[37] mit der Verpflichtung, im Wintersemester 3 Stunden wöchentlich zu lesen».

Schon vorher freilich hatten in Basel, unabhängig von den Institutionen in Bern und Zürich, welche Unfallmedizin mit gerichtlicher Medizin[38], soweit es sich um ein theoretisches Kolleg formaler Unfallmedizin handelte, verquickten, Prof. Karl Sebastian Haegler seit Wintersemester 1902 «Übungen in der Beurteilung der Unfallverletzungen für Mediziner und Juristen» und Dozent Gelpke-Liestal[39] seit Sommersemester 1909 (bis 1924) eine Vorle-

---

33   https://www.admin.ch/gov/de/start/departemente/departement-des-innern-edi.html.
34   https://www.bag.admin.ch/bag/de/home.html.
35   Gemeint ist die Eidg. Medizinalprüfungskommission, seit 2007 neu konstituiert als Medizinalberufekommission MEBEKO, siehe Medizinalberufegesetz MedBG, https://www.admin.ch/opc/de/classified-compilation/20040265/index.html.
36   Erziehungsdepartement und Regierungsrat des Kantons Basel-Stadt.
37   Karl Sebastian Haegler (1862–1916, https://personenlexikon.bl.ch/Karl_Sebastian_Haegler.
38   Gerichtliche Medizin, Rechtsmedizin ZH und BE.
39   Hermann Ludwig Gelpke (1854 1946), https://personenlexikon.bl.ch/Hermann_Ludwig_Gelpke, Cave: bei Literatursuche/WORLDCAT) *nicht zu verwechseln mit dem Sohn, ebenfalls Arzt, aber auch Maler: Ludwig Alhard Gelpke,* * 20.09.1897 – † 28.03.1982, Beruf: Arzt und Maler, voller Name: Ludwig Alhard Gelpke, Konfession: reformiert.
   GELPKE Ludwig Alhard, geb. 20.9.1897 Liestal, gest. 28.3.1982 Glattfelden ZH, ref., von Tecknau. Sohn des Hermann Ludwig, Arzt, Professor für Chirurgie, und der Anna Emilie Hägler. 1. Heirat 1922 Adelheid Keller von Rheinfelden und Endingen AG; 2. Heirat 1960 Almut Rohlfing aus Westfalen. Gymnasium und Studium in Basel, Dr. med. 1922. Ausbildung zum Kunstmaler durch Wilhelm Balmer, autodidaktisch und durch Prof. Max Doerner, München. Landarzt in Saas-Fee VS 1922–35 und Glattfelden ZH 1938–57. Malt seit der Gymnasialzeit Bilder. Setzt sich in den 1920er und 1930er Jahren besonders mit der Maltechnik der alten Flamen auseinander, hat dann Vorbilder wie

sung «Unfallkunde» abgehalten. Damals stand das eid. Haftpflichtgesetz aus Fabrikbetrieb vom 13.6.1881[40] in Kraft. Erst für 1918 waren die Vorbereitungen für die Durchführung des UVG[41] beendet.

Der Eidg. Prüfungsausschuss hatte den Ausdruck «Unfallmedizin» gewählt. Diese Bezeichnung griff keiner Deutung vor und liess die Möglichkeit verschiedener Ausführungen und weiterer Entwicklungen zu. Die Umschreibung des Fachs war weder in der Literatur noch in den Lehrauftrags-Erteilungen die gleiche, sondern eine recht verschiedene.

Während der schweizerische Senior und Begründer der Unfallmedizin Constantin Kaufmann[42] in Zürich sein 1894 herausgegebenes grundlegendes Lehrbuch als «Handbuch der Unfallmedizin» bezeichnete, erschien 1898 von Thiem ein «Handbuch der Unfallerkrankungen»[43]. Dozent Ludwig Gelpke-

---

van Gogh und Bonnard; findet nach 1958, seit er sich ausschliesslich dem Malen widmet, einen eigenen gegenständlichen Stil. Seine Motive sind u.a. Menschen, Landschaften und Gegenstände (für Stillleben). W.: Gegen 1000 Bilder, zum grössten Teil im Besitz der Nachkommen des Künstlers. Lit.: Dokumentation im Schweizerischen Institut für Kunstwissenschaft, Zürich. – BZ 8.9.1980. – Steinmann Rolf J. Genealogie der Familie Haegler, 1987. – BaZ 2.3.1990. – Thierolf Corinna: Ludwig Gelpke, Diss., Mainz 1992. Dieser Text ist aus: Birkhäuser, Kaspar: Das Personenlexikon des Kantons Basel-Landschaft. Liestal 1997.

40 Eidg. Fabrikgesetz vom 13.6.1881, dazu verschiedene Quellen: Historisches Lexikon der Schweiz http://www.hls-dhs-dss.ch/textes/d/D13804.php. Geschichte des Kantons Basel-Landschaft: http://www.geschichte.bl.ch/no_cache/wirtschaft/entstehung-des-sozialstaates/entstehung-des-sozialstaates-nebentext/nebentext/227/ein-fruehes-fabrikgesetz.html Geschichte der Sozialen Sicherheit: http://www.geschichtedersozialensicherheit.ch/synthese/1877/.

41 UVG Bundesgesetz über die Unfallversicherung. Rechtsgrundlage für den Betrieb der Schweizerischen Unfallversicherungsanstalt Suva. Quellen: Historisches Lexikon der Schweiz: http://www.hls-dhs-dss.ch/textes/d/D16609.php Aktuell: https://www.admin.ch/opc/de/classified-compilation/19810038/index.html.

42 Kaufmann Constantin (1853–1934) Erster Präsident der Schweizerischen Gesellschaft für Traumatologie und Versicherungsmedizin (1912–1924). Wird in der Arbeit über Geschichte der Röntgenstrahlen 1896–1963 von Dommann, Monika «Durchsicht, Einsicht, Vorsicht», Chronos Verlag (Jahr?) zitiert: http://e-collection.library.ethz.ch/eserv/eth:30385/eth-30385-01.pdf.

43 Thiem Carl (1850–1917). Chirurg in Cottbus. *Handbuch der Unfallerkrankungen aufgrund ärztlicher Erfahrung*, Stuttgart 1898.

Liestal-Basel und a.o. Professor Carl **Schlatter**-Zürich[44] nannten 1917 ihr Buch «Unfallkunde für Aerzte, Juristen und Versicherungsbeamte». Das neueste deutsche Handbuch von **Magnus** und **König** trägt den Titel «Handbuch der gesamten Unfallheilkunde» (1932/34). – Diese Titel lassen erkennen, dass jeder Autor das Fach nicht nur anders umschrieb, sondern auch nach eigenem Ermessen den Wirkungskreis zuwies.

Für unsere Basler Verhältnisse war der von der Regierung gewählte Ausdruck «Unfallmedizin» der gegebene; er stellt die Beziehung zur eigentlichen Medizin in den Vordergrund; «Unfallkunde» ist weiter gefasst; so sollte denn auch jenes Lehrfach nicht für Ärzte, sondern auch für Juristen und Versicherungsbeamte sein. Auch das Gesetz spricht von Unfallerkrankungen; deshalb bilden dieselben einen wichtigen Teil in der Unfallmedizin.

Der Ausdruck «Unfallheilkunde» weist auf andere Verhältnisse als bei uns in der Schweiz, speziell für Basel hin, in eine falsche Richtung und geht andererseits über unsere Bedürfnisse und Ansprüche hinaus, da das Wesen des Faches nicht in der Behandlung der Unfallerkrankungen liegt, also keine Heilkunde darstellt, sondern als die «Lehre von den Unfällen, ihrer Einwirkung auf den menschlichen Körper, ihren Folgen und ihre Beziehungen zur Gesetzgebung», nach Auffassung des Berichterstatters, nach schweizerischen Empfinden, umschrieben werden kann.

---

[44] Schlatter, Carl Bernhard (1864–934). Eintrag im Historischen Lexikon der Schweiz: http://www.hls-dhs-dss.ch/textes/d/D14628.php. 18.3.1864–19.3.1934 Zürich, ref., von Wallisellen und Unterhallau (heute Hallau). Sohn des Bernhard, Arztes, und der Maria Magdalena geb. Oehninger. ∞ Elsa Lambrecht. 1890 Dr. med. in Zürich, 1893 Sekundararzt und Leiter der chirurg. Poliklinik des Kantonsspitals Zürich. 1895 PD für Chirurgie an der Univ. Zürich, 1899 a.o., 1923–34 o. Prof. für allg. Chirurgie, Wundbehandlung, Verbandlehre und Unfallmedizin. 1897 gelang S. erstmals die Totalentfernung eines Magens, 1903 beschrieb er gleichzeitig mit Robert Bayley Osgood schmerzhafte Veränderungen am oberen Ende des Schienbeins (Osgood-Schlatter-Krankheit). Verfasser mit H.L. Gelpke der *Unfallkunde für Ärzte sowie für Juristen und Versicherungsbeamte*, 1917, Reed. *1930*). Schweiz. medizin. Wschr. 64, 1934, 777–781. D. Zirojevic, *Der Unfallchirurg Carl S. (1864–1934)*, 1990 Autorin/Autor: Christoph Mörgeli.

Prof. de Quervains[45] Definition im Aufsatz des «Korr. Bl. f. Schw. Aerzte, 1915»[46] lässt «die Einwirkungen auf den menschlichen Körper» weg und bezeichnet die Unfallmedizin als die «Lehre von den Unfällen und ihren Folgen in ihren Beziehungen zur Unfallgesetzgebung». Prof. Zollinger[47], Oberarzt der Suva, zitiert in seiner Arbeit «Die Unfallmedizin als Lehrfach im Stundenplan der Medizinstudenten» (Monatsschrift f. Unfallmedizin, 1940, Nr. 8) die Definition des Basler Unfallmediziners Prof. Iselin:

> «Unfallmedizin, wie wir sie lehren, ist keine Heilkunde, sondern die Lehre von den Beziehungen – medizinisch-rechtlicher-wirtschaftlicher Natur – zwischen Verletzungen und Erkrankungen zu Unfällen».

Ein gemeinsamer Vorschlag der schweizerischen chirurgischen Universitätskliniken vom 13.6.1914 an den Vorsteher des Eidg. Departement des Innern hatte den Wortlaut:

> «Theoretischer Unterricht über die Beziehung zwischen Unfall und Gesetz, verbunden mit praktischen Übungen in der Beurteilung von Verletzungen und Verlet-

---

45 De Quervain, Fritz (1868–1940). Eintrag im Historischen Lexikon der Schweiz: http://www.hls-dhs-dss.ch/textes/d/D14584.php: Quervain, Fritz de: *4.5.1868 (Jean Frédéric) 24.1.1940 Bern, ref., von Burgdorf, Vevey und Bern. Sohn des Johann Friedrich, Pfarrers, und der Louise-Elise-Anne geb. Girard. Bruder des Alfred (-> 1). ∞ Adrienne Tschiffeli, von La Neuveville. 1892 Dr. med. in Bern. Ab 1894 Leiter des Spitals in La Chaux-de-Fonds. Ab 1902 PD und ab 1907 Titularprof. in Bern, 1910–18 o. Prof. für Chirurgie in Basel, 1918–38 o. Prof. und Direktor der chirurg. Klinik am Inselspital Bern. Q. war auf der ganzen Breite der Chirurgie operativ und wissenschaftlich tätig. Zu seinen Spezialgebieten zählen die Pathologie und Physiologie der Schilddrüse, die Röntgendiagnostik der Magen-Darm-Erkrankungen sowie die chirurg. und radiolog. Behandlung von Tuberkulose und malignen Geschwülsten. Das Werk «Spezielle chirurg. Diagnostik für Studierende und Ärzte» (1907, Reed. 1950) wurde mehrfach übersetzt. Er förderte auch die Kropfprophylaxe.
Literatur: *Verh. SNG, 1940, 470–486*, (mit Werkverz.). U. Tröhler, *Der Schweizer Chirurg J.F. de Q. (1868–1940)*, 1973. Autorin/Autor: Hubert Steinke.

46 Quervain, F. J. (January 01, 1915). Zum Unterricht in der Unfallmedizin. Correspondenz-blatt Für Schweizer Ärzte.

47 Zollinger Fritz (1884–1950). zitiert in: LENGWEILER Martin: Risikopolitik im Sozialstaat: die schweizerische Unfallversicherung 1870–1970, Köln: Böhlau 2006.

zungsfolgen durch einen auf diesem Gebiet besonders erfahrenen Dozenten in einem besonderen Kolleg oder Kurs».

Auch der Präsident der Eidg. Prüfungskommission, Prof. Courvoisier[48], äusserte anlässlich der Konferenz zur Organisation des unfallmedizinischen Unterrichts, unter dem Vorsitz von Bundesrat Calonder[49], die Ansicht, dass der Unterricht in der Behandlung der Unfallfolgen nach wie vor Aufgabe der betreffenden Kliniken sei.

Die Schweizerische Gesellschaft für Unfallmedizin und Berufskrankheiten[50] vertrat in Bezug des Lehrfaches auf Diagnose und Behandlung der Unfaller-

---

[48] Courvoisier, Ludwig Georg (1843–1918), Leitender Arzt Diakonissen-Anstalt (Spital) Riehen, Präsident des Leitenden Ausschusses der Medizinal-Prüfungen (ab 1913). Siehe dazu die Notiz von Gaspare Fodera im Jahrbuch der Gemeinde Riehen: http://www.riehen.ch/gemeinde-riehen/portrait/geschichte/historisches-spitalarchiv-riehen/streiflicht-das «... Der Gründungszweck prägte auch das Behandlungsspektrum des Spitals. Die Probeschwestern sollten im Rahmen ihrer rund einjährigen Ausbildung eine möglichst grosse Bandbreite an Fällen kennenlernen. Darüber hinaus wurde ihnen auch die Möglichkeit geboten, sich im Operationssaal zu qualifizieren. Der leitende Arzt, *Ludwig Georg Courvoisier-Sachs (1843–1918)*, rief die zuweisenden Ärzte 1876 deshalb explizit dazu auf, «dass sie uns weniger, als es besonders früher geschah, aber auch jetzt geschieht, unbedeutende oder sehr chronische Fälle oder Reconvalescenten zuweisen. Für eine Krankenwartschule ist sicherlich nichts nothwendiger, als ein möglichst rascher Wechsel der Kranken und eine möglichst allseitige Vertretung der verschiedenen namentlich auch der acuten Krankheiten», unterstrich Courvoisier seine Bitte, der offenbar viele Hausärzte nachkamen, wie das zunehmend breite Behandlungsspektrum des Spitals zeigt.».
[49] Calonder Felix (1863–1952). Bundesrat und Vorsteher des EDI von 1913–1918, anschliessend, bis 1918–1920 des EPD (heute EDA).
[50] SGUB: Schweizerische Gesellschaft für Unfallmedizin und Berufskrankheiten, 1928 aus der am 7. Januar 1912 im Hinblick auf die Aufnahme der Unfallmedizin in den Katalog der Prüfungsfächer für die eidgenössischen Medizinalprüfungen gegründeten «Gesellschaft der Schweizer Unfallärzte» hervorgegangen. Diese hatte sich zum Ziel gesetzt, unfallmedizinisch engagierte Schweizer Aerzte zu vereinigen und wichtige Unfall- und Standesfragen zu studieren. Erste Jahresversammlung am 28.4.12 in Olten. Mit der Namensänderung in «Schweizerische Gesellschaft für Unfallmedizin und Berufskrankheiten SGUB» war die Öffnung der Gesellschaft für a.o. Mitlieder, d.h. nichtärztliche Personen oder Korporationen verbunden. 1992 Neuorientierung als «Schweizerische Gesellschaft für Traumatologie und Versicherungsmedizin SGTV».

krankungen eine andere Meinung. Von dem damals bestehenden Widerstreit der Auffassungen und Forderungen über Ausgestaltung und Ausweitung des unfallmedizinischen Unterrichts geben die Q u e r v a i n s Ausführungen ein gutes Bild.

Die Schweizerische Unfallversicherungsanstalt Luzern – die Suval – antwortet auf die erwähnte Eingabe der Ordinarii für Chirurgie: Über die Einrichtung einer speziellen Unfallklinik, welche in der Professoreneingabe a priori verurteilt wurde, wolle man sich vorläufig nicht weiter aussprechen. Die Meinungen seien geteilt und sie selbst müsse auch grössere Erfahrungen sammeln, um in kompetenter Weise ein Urteil abgeben zu dürfen. Im Übrigen ging sie von dem Grundsatz aus, dass der Unterricht in der Behandlung der Unfallverletzten in erster Linie Sache der chir. Kliniken und Polikliniken sei.

Die Ordinarii für Chirurgie hatten zwar zugegeben, dass ihr klinischer Unterricht die Unfallverletzten bisher zu wenig berücksichtigt hätte und erklärten sich bereit, in ihrem Programm den Unterricht in Verletzungs-Chirurgie, soweit dies noch nicht geschehen, in Vorlesungen und Kursen weiter auszubauen; dagegen wollten sie (wie die Äusserungen de Quervains zeigen) dem Unfallmediziner, ausser dem formalen Unterricht, keinen Anteil an praktischer Verletzungs-Chirurgie zubilligen. Während die genannte Eingabe bei der Qualifikation eines Anwärters des Lehrauftrags für Unfallmedizin es auch vermieden hatte, expressis verbis einen chirurgischen Dozenten vorzuschlagen, gibt Prof. de Quervain zu (S. 581)[51], dass schon das grosse Über-

---

[51] Quervain, F. J. (January 01, 1915). Zum Unterricht in der Unfallmedizin. Correspondenzblatt Für Schweizer Ärzte, 577–594. Der Bericht schliesst wie folgt (im Original teilweise durch Kursiv- und Fettdruck hervorgehoben):
«*Auf der einen Seite muss es heissen: Bestmögliche Behandlung **aller** Unfallverletzten, der Versicherten und der Nichtversicherten, und auf der anderen Seite Verzicht auf das beständige Hervorkehren zwischen den einen und den anderen. Erst wenn jeder Versicherte sich vom Nichtversicherten nur noch durch den Bezug der Entschädigung unterscheidet, nicht aber durch das Bedürfnis der Ausbeutung seiner Lage, – erst dann hätte die Unfallgesetzgebung ihren vollen Wert erreicht. Das ist ein Ideal und wird als solches nie ganz verwirklicht werden. Wir können ihm aber viel näher kommen, als wir es jetzt sind, wenn wir ihm nicht entgegenarbeiten, sondern uns sagen, dass die Volksversicherung auch ein Stück Volkserziehung verlangt. Die Unfallärzte haben uns chirurgischen Klinikern rückhaltlos Unzulänglichkeit unseres Unterrichts auf dem Gebiet der Verletzungen vorgeworfen. Ich habe dar-*

wiegen der chirurgischen Fälle – 90% – ganz von selbst vom Lehrer auch des formalen Teils der Unfallmedizin chirurgische Erfahrung verlange.

Die Universität Basel hatte, nach Auffassung des Berichterstatters, zu Anfang eine glückliche Lösung gefunden, dadurch dass Prof. Haegler, der spätere Inhaber des offiziellen Lehrauftrages, schon 1902 nicht nur Unfallmedizin praktisch unterrichtete, sondern neben seinem Lehrauftrag für «allgemeine Chirurgie», als Leiter der Chir. Poliklinik und Sekundärarzt der Chir. Klinik, Kollege über Frakturen und Luxationen, kleine Chirurgie las und Verbandkurse abhielt. Diese zweckmässige Vereinigung in einer Person dauerte aber nur bis zu seinem unfreiwilligen Abschied als Leiter der Chir. Poliklinik.

Seit 1903 schon wurden die praktischen Kurse, anfangs nur teilweise, von den Leitern der Chir. Poliklinik, 1903–05 von Dr. Hagenbach[52] und ab 1905–20 vom jetzigen Inhaber des Lehrauftrags für Unfallmedizin, solange er als Leiter der Chir. Poliklinik und als Sekundärarzt der Chir. Klinik amtete, in ganzem Umfange weiter geführt. Prof. Haegler gab das Theoretikum und Dozent Gelpke-Liestal setzte seine praktischen Übungen von 1909 bis 24 fort. 1917, mit der Ernennung des Berichterstatters zum Lehrer für Unfallmedizin, war dieser besser in der Lage, diesen Unterricht, auch im Sinne Haeglers und de Quervains, auf möglichst breiter Basis auszugestalten, neben dem theoretischen formalen Kolleg für Unfallmedizin, in der Chir. Poliklinik über Frakturen und Luxationen, Frakturen- Praktikum.

Wenn auch der Berichterstatter und Lehrauftragsinhaber seine rein chirurgischen Kollege und Kurse als Dozent der Chirurgie und leitender Arzt der Chir. Poliklinik, also z.T. mehr oder weniger im Auftrag von Prof. de Quer-

---

auf ebenso offen, sine ira et studio geantwortet. Möge daraus das hervorgehen, was im Interesse der Sache erforderlich ist.»

52 Hagenbach, Ernst (25.08.1875–24.01.1946) Chirurg. Studium in Basel, Heidelberg und Berlin. Promotion Basel 1902. (Diss. Hagenbach, E. [1902]. Beitrag zur Kenntniss der angeborenen Sacrococcygealtumoren. Berlin: L. Schumacher). Habilitation 1910, 1921 Chefarzt der Chirurgischen Abteilung des Basler Kinderspitals, 1925 a.o. Prof., ab 1937 Lehrauftrag für Orthopädie der Universität Basel. Sein spezielles Interesse galt den angeborenen Missbildungen, z.B. der Spina bifida (Jahrbuch der Kinderheilkunde 1925 – nicht in WorldCat). Biographische Quelle: Deutsche biographische Enzyklopädie, 2006, Bd. 4, 253.

vain abzuhalten hatte, so gehörten diese praktischen und theoretischen Kurse über Unfallchirurgie, wenn schon nicht ausdrücklich zum Lehrauftrag, der auf ein 3-stündiges theoretisches Kolleg über Unfallmedizin im Wintersemester lautete, so doch alle in das Gebiet der Unfallmedizin. Jedenfalls war damit, bei voller wissenschaftlicher Selbstständigkeit des Dozenten, in formaler, aber erfreulicher Zusammenarbeit mit dem Klinik-Vorsteher eine für alle Beteiligten schöne Lösung gefunden, den Unfallmedizin-Unterricht zu gestalten, nicht nur formale Unfallmedizin zu lehren, sondern auch mit praktischem poliklinischen Unterricht zu verbinden und so ein altes Postulat, nicht nur der Unfallärzte, sondern auch der praktischen Ärzte zu erfüllen.

Auch wenn das Ziel selbstverständlich nicht war, spezielle Unfallärzte auszubilden, so ergab sich die Dringlichkeit des Unterrichts schon aus der Tatsache, dass jeder eidg. diplomierter Arzt eo ipso nicht nur das Recht, sondern auch die Pflicht hat, Verletzte oder kranke Versicherte der Suval zu behandeln und wiederherzustellen und damit auch die Interessen der Suval zu wahren.

Leider war diese Vereinigung des Theoretikums mit den speziellen praktischen Kursen wieder nicht von langer Dauer, nur bis 1920 möglich. Der Nachfolger von Prof. de Quervain setzte, als Oberarzt und Leiter der Chir. Klinik und Poliklinik, die Entlassung des Lehrbeauftragten für Unfallmedizin als Leiter der Chir. Poliklinik und Stellvertreter des Oberarztes an der Klinik durch, in klinischem Interesse, um Auswachsen der Sekundärarztstelle zu ständigem und selbständigem Posten zu verhüten, da durch solche Zweiteilung der Nachwuchs junger Chirurgen gehemmt würde. So wurde dem Unfallmediziner nach 17 Jahren Spitaltätigkeit vom Pflegamt[53] Kündigung nahegelegt, diese aber verweigert, aus der Überzeugung, dass unter solcher Trennung der Chir. Poliklinik und unfallmedizinischer Lehrtätigkeit die

---

53   Das Spitalpflegeamt war die Führungsstruktur der Bürgergemeinde Basel für das Bürgerspital, das nach der Übernahme des Akutspitals mit den Universitätskliniken durch den Kanton 1973 zunächst als Kantonsspital weitergeführt wurde und heute als Universitätsspital Basel firmiert. Hinweise dazu im Vertrag betreffend den Übergang der Universitätskliniken im Bürgerspital an den Kanton Basel-Stadt unter: http://www.gesetzessammlung.bs.ch/frontend/versions/3374. Zum heutige Begriff «Bürgerspital» und zur Funktion dieser sozial-medizinischen Institution siehe die Website der Bürgergemeinde Basel http://www.buergergemeindebasel.ch/de/brgerspital.php.

ideale Erfüllungsmöglichkeit der Aufgabe leiden und auch die sonstige wissenschaftliche Tätigkeit jähen Abbruch erfahren müsste, und dass eine eigene Kündigung dem eigenen Unterrichts-Interesse zuwider gelaufen wäre. Die Med. Fakultät war, trotz Verständnisses für die Situation, nicht in der Lage, sich in die Angelegenheit, für die nur das Pflegamt zuständig war, einzumischen.

Diese Episode ist zwar eine Wiederholung der Entlassung von Prof. Haegler aus der gleichen Stellung im Jahre 1903, für welche die Pflicht der Vereinigung – weniger der Lehrtätigkeit, da die allgemeine Chirurgie Prof. Haegler von Prof. Hildebrand[54] freilich schon abgetreten war – der chir. klinischen Betätigung in der Hand des Ordinarius, als Beweggrund alt. Prof. Haegler behielt den Lehrauftrag für allgemeine Chirurgie und schuf aus eigener Initiative und eigenen Mitteln, aus der privaten Begutachtungs-Praxis heraus, die Grundlage für die Unterweisung der Studenten in der Beurteilung von Unfallverletzungen, in Bezug auf Versicherung aus Haftpflicht, dem damals gültigen Gesetz und privater Vereinbarung. Mit der Entlassung des Berichterstattenden hat Prof. Hotz, entgegen den späteren Intentionen seines Vorgängers, Prof. de Quervain, die Durchführung des ursprünglichen Professoren-Programms für die Ausgestaltung des unfallmedizinischen Unterrichts – d.h. Beschränkung der Lehrtätigkeit des Unfallmediziners auf formale Unfallmedizin – gewollt und erreicht, die Lösung einer Pflicht- und Machtfrage zugleich, nach Ueberzeugung des Berichterstatters, auf Kosten des praktischen Unterrichts in Unfallmedizin.

Prof. de Quervain, der mit der so verworfenen praktischen Lösung des Unfallmedizin-Unterrichts-Problems nicht nur einverstanden, sondern auch von ihm voll befriedigt war, hat aber auch in dem zitierten Artikel Worte geschrieben, die nachträglich zur Entlastung und Rechtfertigung seines Nachfolgers dienen könnten. Die Unfallmedizin ist aus der Gesetzgebung hervorgegangen. Aus ihrer Abhängigkeit von der jeweils herrschenden Gesetzgebung ergäbe sich, dass die Abtrennung der Unfallmedizin von den üb-

---

54 Hildebrand, Otto (15.11.1858 Bern – 18.10.1927 Berlin) Medizinstudium in Jena, Promotion 1886. 1896 a.o. Prof. für Chirurgie und Leiter der chirurgischen Poliklinik der Charité in Berlin. 1899 Ruf nach Basel als Ordinarius für Chirurgie Basel, von dort Rückkehr als Ordinarius an die Charité.

rigen medizinischen Unterrichtsfächern nicht aus wissenschaftlicher Überlegung hervorgehe, sondern ein Akt sozial-politischer Kontinuität sei. Diese Entstehungsart des Sonderfaches sei auch der Grund, weshalb die Wünschbarkeit eines besonderen obligatorischen Unterrichts in Unfallmedizin von den meisten Staaten und auch einzelnen medizinischen Fakultäten der Schweiz bis in die letzte Zeit nicht anerkannt worden sei. Heute kann die letzte Bemerkung de Quervains dahin ergänzt werden, dass in den letzten Jahren in Deutschland, unter Verwendung schweizerischer Erfahrungen, der unfallmedizinische Unterricht als Sonderfach herausgearbeitet wird.

Wenn auch die grösseren Verhältnisse in Deutschland die Errichtung oder Sanktionierung bestehender Unfallkrankenhäuser berechtigt, weil notwendig erscheinen lassen, so ist umgekehrt, dem kleineren Massstabe unserer Verhältnisse entsprechend, eine Vereinigung der Unfallmedizin mit Verletzungs-Chirurgie, auch nach Überzeugung des Berichterstatters, nicht opportun, nicht nötig, nur eben wünschenswert, wenn unter den persönlichen Verhältnissen ein Einfluss des Unfallmediziners auch auf den Unterricht in Diagnose und Behandlung von Unfallerkrankungen möglich ist.

Nach Abgang des Unfallmediziners von der Chir. Poliklinik wurden die zusätzlichen Kurse von den Ärzten und späteren Dozenten der Chir. Klinik und Poliklinik abgehalten. Das auftragsgemässe Theoretikum für Unfallmedizin wurde durch Demonstrationen im Winter und ein Unfallmedizin-Praktikum im Sommersemester, 2 zusammenhängende Stunden, vervollständigt. Dasselbe hat sich bisher gut bewährt und erfreut sich, obgleich fakultativ, immer guten Besuchs.

Als Auditorium des Theoretikums diente zunächst während 2 Jahren der grosse Physiologie-Hörsaal[55],vorübergehend auch der gerichtsmedizinische[56],

---

55 Im Vesalianum, siehe Online Universitätsgeschichte, Kap. «Neue Zentren am Rand»: https://unigeschichte.unibas.ch/behausungen-und-orte/neue-zentren-am-rand/vesalianum/vesalianum.html.

56 Ab 1925 Provisorium der Physikalischen Anstalt gem. historischer Übersicht im Online Portal des IRM Instituts für Rechtsmedizin unter http://www.irm.bs.ch/ueber-uns/geschichte.html.

nun aber wieder, dank dem Entgegenkommen von Prof. Henschen[57], der Poliklinik- und Klinik-(Demonstratinen)Hörsaal[58], das Praktikum wird sogar in allen Untersuchungsräumen der Poliklinik abgehalten.

Das Unterrichtsmaterial setzt sich aus Unfallpatienten der Chir. Poliklinik, der Suval-Kreisagentur Basel und in der Hauptsache aus eigenen Begutachtungspatienten zusammen. Im Einverständnis mit dem Oberarzt werden die Teilnehmer des Praktikums einzeln in der Kreisarztsprechstunde in die dort gebräuchlichen Untersuchungsmethoden eingeführt und mit den Verpflichtungen des praktischen Arztes der Unfallversicherungsanstalt gegenüber – Ausfüllung der Scheine etc. – vertraut gemacht.

Dank dieser Organisation erheischt die neue eidg. Prüfungsordnung 1931[59] in Basel keine Änderung.

Auf Veranlassung des Präsidenten des Eidg. Prüfungsausschusses, Prof. Burckhardt[60], einigte sich der Berichterstatter mit den übrigen schweiz. Unfallmedizin-Dozenten auf den Vorlesungs-Titel «Unfallmedizin mit De-

---

57   Henschen, Carl (09.07.1887 Geislingen, Württemberg – 06.04.1957 Basel), Ordinarius für Chirurgie Basel 1926–1947. Studium in Zürich und Kiel. Ab 1903 Chir. Poliklinik Zürich, 1907 Habilitation in Tübingen, dort tätig bis 1910. Ab 1910 zurück in Zürich, 1917 Chefarzt Kantonsspital St. Gallen. Berufung nach Basel 1926. 1932 Dekan der Med. Fakultät, 1944/45 Rektor Univ. Basel. Quelle: Alumni Medizin Universität Basel und WikiPedia unter https://alumni.medizin.unibas.ch/index.php/geschichte/portraet-lehrstuhl inhaber/chirurgie.
58   Standort: Zwischentrakt zwischen Klinikum 1 und Klinikum 2.
59   Quelle noch nicht gesichert. Im Nachlass H.I. findet sich der *Entwurf des leitenden Ausschusses für die Verordnung über die eidgenössischen Medizinalprüfungen vom Oktober 1932*, also nach der hier genannten Diskussion. Dort ist festgehalten:
    3. Fachprüfung
    Art. 57 lit.d.
    Zeugnisse über den Besuch folgender Vorlesungen: 1. Allgemeine Pathologie und pathologische Anatomie 2. Spezielle pathologische Anatomie 3. Allgemeine Chirurgie 4. Hygiene 5. gerichtliche Medizin 6. Arzneimittellehre 7. **Unfallmedizin mit praktischen Übungen.**
60   Burckhardt-Socin Otto (1899–1946) Prof. Weitergehende Quellen fehlen.

monstrationen», dies auf besonderen Wunsch der Aerzte-Kommission[61]. Zugleich wurde unser bewährter Vorlesungsplan[62] zur event. Benutzung und zwecks Vereinheitlichung des Unterrichts bekannt gegeben. *)
*) Auch den früheren und jetzigen Präsidenten der Dtsch. Gesllsch. f. Unfallheilkunde, Versicherungs- u. Versorgungsmedizin[63], deren Ehrenmitglied der Berichterstatter seit 1938 ist, Prof. Röpke[64] und zur Verth[65], wurde der Plan zugestellt.

In der Schweiz ist die Frage des unfallmedizinischen Unterrichts auch heute noch nicht einheitlich gelöst und zu lösen. Massgebend sind in erster Linie

61   Ärztekommission: wahrscheinlich die Lehrbeauftragten für Unfallmedizin an den medizinischen Fakultäten, ist noch anhand der Korrespondenz im Nachlass H.I. zu klären.
62   Cf. Unfallmedizin-Skriptum und Vorlesungsplan im Nachlass Hans Iselin.
63   Zur Geschichte dieser Gesellschaft cf. Begrüssungsansprache zum Jahreskongress 1966: In Rehn, J. (1966). Verhandlungen der Deutschen Gesellschaft für Unfallheilkunde Versicherungs-, Versorgungs- und Verkehrsmedizin E.V: XXX. Tagung vom 23. bis 25. Mai 1966 in Frankfurt am Main. Die Ehrenmitgliedschaft Hans Iselins konnte bisher nicht nachgewiesen werden. Die Kompromittierung der Gesellschaft bzw. einzelner ihrer Mitglieder durch die nationalsozialistische Diktatur hat zu einer schwer zu überblickenden Quellenlage geführt. Sie hat die Nachfolgeorganisation, die DGU (Deutsche Gesellschaft für Unfall-Chirurgie), zu einer ansatzweisen Aufarbeitung veranlasst.
64   Röpke, Wilhelm Konrad. Entspricht vermutlich dem Autor: Röpke, W. (1905). Die Bedeutung des Traumas für die Entstehung der Carcinome und Sarcome an der Hand des Materials der chirurgischen Klinik zu Jena beleuchtet. (Archiv für klinische Chirurgie, Bd. 78, Heft 2.) Berlin.
  Röpke wird u.a. zitiert in folgenden Publikationen: Trittel, K., Marg, S., & Pülm, B. (2014). Weisskittel und Braunhemd: Der Göttinger Mediziner Rudolf Stich im Kaleidoskop. Beddies, T., In Doetz, S., & In Kopke, C. (2014). Jüdische Ärztinnen und Ärzte im Nationalsozialismus: Entrechtung, Vertreibung, Ermordung.
65   Zur Verth, Max (03.10.1874 Telgte – 06.11.1941 Hamburg). Studium in München, Erlangen, Giessen und Berlin. Promotion 1899: Zur Verth, Max. Ein Fall einer Sprunggelenkresektion nach Mikulicz-Wladimirow. 1898. Aktiver Marinearzt 1899–1919. Verantwortlich für die Organisation des Lazarettschiffwesens. 1929 Habilitation und Professur für Orthopädie und Unfallkunde in Hamburg. Publikationen über die Seekriegs-Traumatologie: Zur Verth Max, (1925). Der Seekriegsunfall: (Vollendet Jan. 1920). Jena: G. Fischer, und über Kunstglieder. Zur Verth M., & Ansprenger, A. (1941). Kunstglieder und orthopädische Hilfsmittel. Berlin: J. Springer.

bestehende Einrichtungen und die Personenfrage: In Zürich hat der Gerichtsmediziner, Prof. Zangger[66], noch nicht auf die formale Unfallmedizin verzichtet, die ihm schon 1912 übertragen worden war; während andererseits der eigentliche Unfallmediziner, Prof. Zollinger, der nicht Chirurg ist, sondern als Oberarzt der Suval – neben seinem Theoretikum, als unfallmedizinischer Berater der Chir. Universitätsklinik und Poliklinik – die grosse Erfahrung der Suva zur Verfügung stellt.

In Bern wurde die Unfallmedizin, nach Trennung von der gerichtlichen Medizin, mit der sie früher verbunden war, Prof. Dubois[67], zugleich mit einem Lehrauftrag für Orthopädie, überbunden. In Genf sind die von Basel angestrebten Möglichkeiten dadurch gegeben, dass der Unfallmediziner zugleich auch Vorsteher der selbständigen Chir. Poliklinik, Prof. Julliard[68], imstande

---

[66] Zangger, Heinrich (06.12.1874 Bubikon ZH – 15.03.1957 Zürich) Medizinstudium Zürich. Promotion 1902 über Histologische Färbetechniken. 1902 a.o. Prof. für Anatomie und Physiologie der Haustiere an der Vet. Med. Fakultät in Zürich. 1906 a.o. Prof. für gerichtliche Medizin, 1912–1941 Ordinarius und Direktor des Instituts für gerichtliche Medizin. Am 7. September 1905 erfolgte dann die Ernennung zum Extraordinarius für gerichtliche Medizin an der Universität Zürich 1924 Marcel-Benoist-Preis für das Werk: Zangger, H. (1924). Vergiftungen. Leipzig: G. Thieme. 1932–1947 Mitglied des IKRK. Nachlass in der Handschriftenabteilung der Zentralbibliothek Zürich. Im Briefwechsel mit Hans Iselin im Nachlass-Archiv zeigt sich Zangger irritiert über den Anspruch eines Chirurgen (H.I.), die Unfallmedizin insgesamt kompetent vertreten können, beruft sich dabei auf seinen Lehrauftrag seit 1912 und die dadurch gegebene Bindung der Unfallmedizin an die Gerichtsmedizin. Cf. dazu Briefwechsel Zangger-Iselin in Nachlass-Archiv Hans Iselin vom Juni bis Juli 1931.
[67] Dubois, Marcel (16.02.1893–31.05.1966) o. Prof. für Orthopädie Bern. Nachruf: Francillon, M. R. (January 01, 1966). Marcel Dubois 16.2.1893–31.5.1966. Zeitschrift Fur Orthopaedie und Ihre Grenzgebiete, 101, 4, 663–4.
[68] Julliard, Charles (1876–1962) Nachruf in der Revue Medicale de la Suisse Romande, Autor: Roch Maurice https://www.ncbi.nlm.nih.gov/pubmed/13974520. Juilliards Brief vom 31.05.1931 an H.I. im Beantwortung der Umfrage in den versch. Fakultäten betr. die Gestaltung des Unterrichts in Unfallmedizin an der Genfer Fakultät endet mit der Forderung: «*En tout cas, il faudrait changer l'examen actuellement théorique en examen pratique avec examen d'un ou de plusieurs patients, éventuellement rédaction d'un rapport d'expertise. Cela obligerait l'enseignement à devenir réellement pratique et clinique ...*»

ist, nicht nur formale Unfallmedizin zu dozieren, sondern auch in praxi die Behandlung der Unfallerkrankungen zu demonstrieren.

In Lausanne endlich ist Prof. Reinbold[69], ohne klinische Tätigkeit, auf rein formalen unfallmedizinischen Unterricht beschränkt.

In dem oben genannten Aufsatz bestreitet der Oberarzt der Suval, Z o l l i n g e r, die Ansicht, dass nur ein in allen Gebieten der Chirurgie durchgebildeter Facharzt zum Dozenten der Unfallmedizin geeignet sei, da die Unfallfolgen sich heute nicht mehr ausschliesslich auf chir. Gebiet bewegten; bei der schweiz. Staatlichen Unfallversicherung nähme die Zahl internmedizinischer, neurologischer, dermatologischer Gesundheitsstörungen von Jahr zu Jahr zu. Auch der Schweiz. Bundesrat verträte in seinem Motiven-Bericht zur neuen eidg. Prüfungsordnung das Postulat der Vielseitigkeit des unfallmedizinischen Dozenten. – Die Berücksichtigung dieser nicht-chirurgischen orthopädischen Belange ist bei uns von den speziellen Fachvertretern versprochen und auch durchgeführt worden. Berechtigt bleibt die geforderte Vielseitigkeit.

Das Fach verlangt guten Kontakt mit allen anderen medizinischen Disziplinen und auch mit der Versicherungsanstalt.

Für den Dozenten-Nachwuchs ist in Basel noch nicht gesorgt. Der Berichterstatter fühlt sich verpflichtet, auch auf die Beziehungen der unfallmedizinischen Lehrtätigkeit zur eidg. Versicherungsanstalt kurz einzugehen. Wie oben angeführt, hat sich die Mithilfe des Kreisarztes für den praktischen Unterricht sehr bewährt. – Zürich und Lausanne haben Beamten der Suval, Oberarzt Zollinger und Kreisarzt Reinbold, den unfallmedizinischen Lehrauftrag erteilt. Der Berichterstatter hält diese völlige Verflechtung unfallmedizinischer Wissenschaft mit der Versicherungsanstalt, seinem Empfinden gemäss, für keine glückliche Lösung.

Der Studierende ist nicht nur zur Wahrung der Interessen der Versicherung, sondern auch des Versicherten zu instruieren und zwar in völliger Unabhängigkeit und Neutralität. Von der Definition «Unfallmedizin als Medi-

---

[69] Reinbold Paul. Prof. für Gerichtliche und Unfallmedizin an der Universität Lausanne von 1922 bis 1945. Ref. Schreiben Reinbold an Iselin 09.07.1931 im Nachlass Archiv Hans Iselin.

zin im Dienste der Unfallversicherung» einer anerkannten deutschen Autorität, Direktor L o h m a r[70], und solcher zugrunde liegender Auffassung, sollte die wissenschaftliche Unfallmedizin Abstand nehmen, weil sie geeignet wäre, falsche Vorstellung von Anstellungs-, also Abhängigkeitsbeziehungen zu Versicherungen, zu erwecken. Sie könnte für unser Fach nur insoweit zutreffen, als Unfallversicherung gleich Institution zum Schutz beider Parteien, der Versicherten und der Versicherung, aufgefasst wird. Auch vom juristischen Standpunkt aus erscheint, nach Auffassung von Eidg. Versicherungsgerichtspräsidenten[71], die Betonung von Markierung und Grenze zwischen wissenschaftlicher Unfallmedizin und amtlicher Unfallversicherungsarbeit wünschenswert.

Auf einen Antrag Prof. R. Staehelins[72] im Wintersemester 1930/31, die Krankenversicherung mit der Unfallmedizin zusammenzuspannen, ging die Fakultät, auf Einspruch des Berichterstatters, mit der Begründung, dass die Unfallmedizin nunmehr ein gut umschriebenes medizinisches Sonderfach geworden sei und deshalb dessen Grenze nicht durch solche Fusion verwischt werden solle, nicht ein.

Im Jahr 1833 wurde der Eidg. Versicherungsgerichtspräsident Dr. iur. P i c c a r d[73] wegen seiner Verdienste um die Unfallmedizin zum Ehrendoktor der Medizin ernannt.

---

[70] Lohmar, Paul (1872 Bochum – 1946 Köln. Versicherungsfachmann Quelle: https://www.deutsche-biographie.de/sfz54079.html.
[71] Quelle bisher nicht eruiert.
[72] Staehelin, Rudolf (28.07.1875 Basel – 26.03.1943 Basel) Studium in Basel, Tübingen und München, Promotion 1901 Basel. 1902 Habil. Basel, Dozent in Göttingen (1906) und Berlin (1907). 1911 Berufung als o. Prof. Innere Medizin und Direktor Med. Univ. Klinik Basel, in dieser Funktion tätig bis zu seinem Tod 1943. Quelle: Historisches Lexikon der Schweiz http://www.hls-dhs-dss.ch/textes/d/D14649.php.
[73] Piccard, Paul Boner G. (1943) macht in der Liste der Ehrendoktoren der Med. Fak. von 1932, p. 91 folgende Angaben: «*Dr.iur., von Basel, Mitglied des Eidg. Versicherungsgerichts in Luzern*». P. präsidierte das Gericht in den Jahren 1923–1925, 1932/33 und 1941/42 gem. Angaben auf der Website: http://www.bger.ch/fr/index/federal/federal-inherit-template/federal-status/federal-insurance-richter-altbundesrichter/federal-insurance-richter-altebundesrichter-praesidenten.htm.

1937 glaubte Oberst Bircher[74] im Suval-Expertenbericht[75], z.H. des Eidg. Volkswirtschaftsdepartements, auf die Unzulänglichkeit des unfallmedizinischen Unterrichts an den Universitäten hinweisen zu sollen. Die Unfallmedizin-Dozenten haben in einer durch den Oberarzt der Suval veranlassten gemeinsamen gründlichen Besprechung[76], in Uebereinstimmung mit der Suval selbst, diese Beanstandung zurückgewiesen, da sie nur auf Unkenntnis der tatsächlichen Verhältnisse beruhen könnte. Im gleichen Jahr erhielt der Unfallmediziner, in Anerkennung seiner Verdienste um die Wissenschaft und seiner Lehrtätigkeit, ein persönliches Ordinariat.

Zum 60. Geburtstag des Berichterstatters gab Prof. C. Henschen in den «Basler Nachrichten» (20.2.38)[77] eine knappe, treffende Charakteristik des Sonderfaches Unfallmedizin und anerkennende Würdigung der Leistungen der Basler Unfallmedizin.

---

[74] Bircher Eugen (17.02.1882 Aarau – 20.10.1956 Aarau). Medizinstudium in Basel und Heidelberg. Kriegschirurgie in Bulgarien 1915–16. 1917–1934 Chir. Chefarzt Aarau, ab 1932 als Direktor des KSA. 1941–1943 Leiter der schweizerischen Ärztemission an der Ostfront. Militärische Karriere: 1934–37 Kommandant der 4. Division, 1938–42 der 5. Division. Ausführliche Würdigung seiner polarisierenden politischen Haltung und Tätigkeit durch D. Heller, Autor einer Biographie (1988) im Historischen Lexikon der Schweiz, http://www.hls-dhs-dss.ch/textes/d/D5018.php. Heller, D., & Senn, H. (1988). Eugen Bircher: Arzt, Militär und Politiker: ein Beitrag zur Zeitgeschichte. Zürich: Verlag Neue Zürcher Zeitung.

[75] Quelle? Recherche erforderlich.

[76] Quelle? Idem.

[77] Basler Nachrichten vom 20.02.1938.

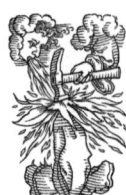

Das Signet des Schwabe Verlags
ist die Druckermarke der 1488 in
Basel gegründeten Offizin Petri,
des Ursprungs des heutigen Verlagshauses. Das Signet verweist auf
die Anfänge des Buchdrucks und
stammt aus dem Umkreis von
Hans Holbein. Es illustriert die
Bibelstelle Jeremia 23,29:
«Ist mein Wort nicht wie Feuer,
spricht der Herr, und wie ein
Hammer, der Felsen zerschmeisst?»

Herstellerinformation:
Schwabe Verlag, Schwabe Verlagsgruppe AG,
Grellingerstrasse 21, CH-4052 Basel, info@schwabeverlag.ch

Verantwortliche Person gem. Art. 16 GPSR:
Schwabe Verlag GmbH,
Marienstraße 28, D-10117 Berlin, info@schwabeverlag.de